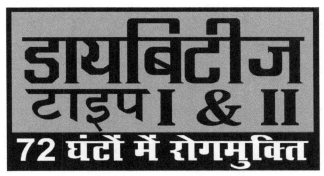

डायबिटीज टाइप I & II
72 घंटों में रोगमुक्ति

डा. बिस्वरूप राय चौधरी

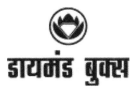

डायमंड बुक्स

© डा. बिस्वरूप राय चौधरी

संपादन	: श्री जयकृष्ण शर्मा
हिंदी अनुवाद	: रचना भोला 'यामिनी'
प्रूफरीडिंग	: मनमोहन रावत, अनुपमा शर्मा
ग्राफिक डिजाईनिंग	: शंकर कोरंगा
रिसर्च व डेवलपमेंट प्रमुख	: रचना शर्मा
रिसर्च व डेवलपमेंट टीम	: डॉ. इंदुप्रीत, प्रतीक्षा वत्स
मार्केटिंग मैनेजर	: मोहन जोशी

Facebook:
www.facebook.com/heartmafia.official
Twitter:
https://twitter.com/biswarooproy
Linkedin:
www.linkedin.com/pub/dr-biswaroop-roy-chowdhury/58/618/866
YouTube channel:
Dr.Biswaroop Chowdhury
Link for song:
www.indiabookofrecords.in/heartmafiasong

प्रकाशक : डायमंड पॉकेट बुक्स (प्रा.) लि.
X-30, ओखला इंडस्ट्रियल एरिया, फेज-II
नई दिल्ली-110020
फोन : 011-40712200
वेबसाइट : www.diamondbook.in
ई-मेल : sales@dpb.in

डायबिटिज टाइप 1 & 2-72 घंटों में रोगमुक्ति
डा. बिस्वरूप राय चौधरी

<u>घोषणा</u>

पुस्तक से संबंधित किसी भी विवाद की दशा में हरियाणा की फरीदाबाद जिला अदालत ही न्याय क्षेत्र के रूप में मान्य होगी।

<u>समर्पण</u>

मेरी प्यारी बेटी आइवी,
प्रिय पत्नी नीरजा
तथा स्नेही माता-पिता के लिए

प्रस्तावना

आइए, सिस्टम को साफ करें

आप जो भी हों, जहां भी रह रहे हों और आपकी वर्तमान स्वास्थ्य अवस्था चाहे कैसी भी क्यों न हो, जब यह पुस्तक आपके हाथ में है तो मैं बिना किसी संदेह के दृढ़, विश्वास के साथ कह सकता हूं कि आप इस पुस्तक में दी गई जानकारी की सहायता से न केवल अपनी सेहत के लिए, बल्कि अपने आसपास के लोगों की सेहत के लिए भी सकारात्मक कदम उठा सकते हैं। हम यहां केवल डायबिटीज की ही नहीं बल्कि पूरे सिस्टम को साफ करने की बात कर रहे हैं, जो कि हमारा आंतरिक सिस्टम यानी तंत्र है। इसमें आपके शरीर की बायोकेमिस्ट्री तथा बाहरी पर्यावरण के साथ-साथ मानवजाति की वर्तमान राजनीतिक सोच तथा विश्व के सभी विकसित तथा विकासशील देशों के ताजा सामाजिक तथा आर्थिक विकास भी शामिल हैं। यह पुस्तक हमारी प्राचीन असत्य धारणाओं तथा वर्तमान में खराब स्वास्थ्य के बीच संपर्क साधने की भी कोशिश करती है जैसे- दूध कैल्शियम का स्त्रोत है, फूड सप्लीमेंट सेहत के लिए अच्छे होते हैं, यदि शरीर को नमक न मिले तो हमारी मृत्यु हो सकती है आदि। यह पुस्तक अंत में आपको वह शिक्षा एवं शक्ति प्रदान करती है, जिसके बल पर आप अपने दीर्घकालीन स्वास्थ्य की दिशा में पहला कदम उठा सकते हैं।

आपकी प्रतिक्रियाओं की प्रतीक्षा में-

—डॉ. बिस्वरूप राय चौधरी

विषय सूची

अध्याय- 1

डायबिटीज - एक राजनीतिक रोग

'डायबिटीज टाइप 1 और 2 - 72 घंटों में रोगमुक्ति'

हो सकता है कि इस पुस्तक का शीर्षक आपको भ्रामक लगे या हो सकता है कि कुछ लोग इसे मूर्खतापूर्ण भी मान लें, क्योंकि आप में से अधिकतर लोग इसी भय के साथ बड़े हुए हैं कि डायबिटीज रोग से मुक्ति नहीं है और चिकित्सा विज्ञान के इतिहास में ऐसा अभी तक प्रमाणित भी नहीं हुआ कि डायबिटीज टाइप 1 का केस रोग मुक्त हो गया हो। हो सकता है कि आपमें से बहुत से लोग 'डायबिटीज टाइप 1 और 2 - 72 घंटों में रोग मुक्ति' नामक शीर्षक के प्रति संशय में हों परंतु फिर भी आप इसे पढ़ रहे हैं, इसका अर्थ है कि आपके हृदय के किसी कोने में, कहीं न कहीं कोई आशा की किरण तो है। मैं एक लेखक और आपका शुभचिंतक होने के नाते आपको सलाह दूंगा कि आप पुस्तक के अगले दस पृष्ठों को डायबिटीज के बारे में वर्तमान व सीमित अवधारणाओं से प्रभावित हुए बिना पढ़ें। इससे पहले कि आगे बढ़ें, हम 12 जुलाई 2014 की एक घटना पर चर्चा कर लेते हैं, जो आपके स्वास्थ्य व स्वास्थ्य की देखरेख से जुड़े तरीके व उपायों को पूरी तरह से बदल देगी।

वह स्थान था, भारत के फरीदाबाद शहर में स्थित मेरा ऑफिस, शनिवार का दिन, 12 जुलाई, 2014 । इस शहर व इसके आसपास के इलाके के आठ लोग अपने परिवार के सदस्यों के साथ एकत्र हो चुके थे। वे विभिन्न क्षेत्रों से थे। उनमें से सबसे छोटा आठ वर्षीय तथा सबसे बड़ा सदस्य 72 वर्षीय व्यक्ति था। उनमें से एक स्कूल बस का ड्राईवर भी था और दूसरा एक जाने-माने स्कूल का प्रिंसीपल। उन सबमें जो एक बात सामान्य रूप से पाई गई, वह यह थी कि वे सभी डायबिटीज टाइप 1 या 2 के रोगी थे। उन रोगियों में डायबिटीज के ऐसे रोगी भी शामिल थे, जिन्होंने कुछ ही महीने पहले डायबिटीज से पीड़ित होने के

बारे में जाना था और कुछ ऐसे थे जो पिछले 22 वर्षों से इस रोग के साथ जीते आ रहे थे। उन सबसे कहा गया था कि वे कुछ खाए-पीए बिना आएं क्योंकि उनकी खाली पेट ब्लड शुगर की जांच होनी है। डायगनोस्टिक सेंटर की विशालतम श्रृंखला से जुड़े **डॉक्टर लाल पैथ लैब** (जो एक स्वतंत्र एजेंसी है) को उन रोगियों की जांच के लिए नियुक्त किया गया था। चूंकि वे सभी 'एक दिवसीय डायबिटीज रिवर्सल इनिशिएशन प्रोग्राम' का हिस्सा थे इसलिए यह तय था कि वे आठ रोगी, रात के नौ बजे तक हमारे साथ रहेंगे और उसके बाद एक सप्ताह तक हमारे द्वारा बताए गए विशेष आहार, डी1डी2सी डाइट (diet) का पालन करेंगे। फिर अगले दिन डॉक्टर लाल पैथ लैब के पैथोलॉजिस्ट, उनके घर जाकर उनकी फास्टिंग ब्लड शुगर की जांच करके आएंगे, जोकि 13 जुलाई को होगी। उन सबके जीवन में वह दिन एक जीवन परिवर्तनीय दिन होने वाला था क्योंकि वे हमेशा के लिए उस रोग से छुटकारा पाने की तैयारी कर रहे थे जो अब तक उनके स्वास्थ्य, धन व प्रसन्नता से खिलवाड़ करता आ रहा था। सबसे अधिक महत्वपूर्ण बात तो यह थी कि वे सभी सकारात्मक मनोदशा में थे क्योंकि उन्हें हमारे उन पुराने रोगियों द्वारा ही हमारे पास भेजा गया था, जो इस रणनीति और जीवन में बदलाव लाने वाली तकनीक के बल पर, डायबिटीज व जीवनशैली से जुड़े अन्य रोगों पर काबू पा सके थे। कार्यक्रम को इस प्रकार आयोजित किया गया था:-

सुबह सात से आठ बजे तक: डायबिटीज टाइप 1 और टाइप 2 के सभी रोगियों की खाली पेट ब्लड ग्लूकोज की जांच।

आठ बजे: तुलसी के दस पत्तों के साथ एक छोटा अदरक का टुकड़ा चबाने के लिए।

सवा आठ बजे: रोगियों व उनके परिवार वालों को नारियल पानी।

साढ़े आठ बजे: उन्हें बहुत ही पौष्टिक नाइट्रिक ऑक्साइड युक्त नाश्ता करवाया। उनके नाश्ते में मुख्य रूप से अंकुरित पदार्थ, बादाम, कच्ची मौसमी सब्जियां आदि शामिल थीं।

इस नाश्ते के पोषक तत्व थे: 200 ग्राम से 400 ग्राम कार्बोहाईड्रेट्स, 50 ग्राम प्रोटीन, 50 ग्राम वसा तथा अन्य महत्वपूर्ण माईक्रोपोषक तत्व (अधिकतर

प्रतिभागियों ने इसे खाने में तकरीबन आधे घंटे का समय लिया क्योंकि उन्हें परामर्श दिया गया था कि वे भरपेट नाश्ता करें।)

दस बजकर 45 मिनट पर:

पीपी (पोस्ट परेंडियल) ब्लड शुगर की जांच: अभी 24 घंटे वाले दावे के केवल चार ही घंटे हुए थे और रोगी व उनके परिवार का कोई भी सदस्य किसी सुखद आश्चर्य की प्रतीक्षा में नहीं थे, परंतु इस छोटे से अंतराल में आश्चर्यचकित कर देने वाले जो परिणाम सामने आए, आईए उन्हें जानें: रविंदर यादव, फरीदाबाद (हरियाणा) निवासी –आयु 55 वर्ष। वे पिछले दो वर्षों से डायबिटीज के रोगी थे, उन्होंने ऐलान किया कि उनका ग्लूकोमीटर काम नहीं कर रहा है और वे उसकी स्क्रीन को बड़े अविश्वास से देख रहे थे। उनका पी पी 105 एमजी/डीएल था। उन्होंने अपने संदेह को दूर करने के लिए दूसरे प्रतिभागी के ग्लूकोमीटर से जांच की क्योंकि वे पिछले दो सालों में पहली बार यह आंकड़ा देख रहे थे।

परंतु इस चमत्कारिक परिणाम को पाने वाले वही एकमात्र रोगी नहीं थे। एक और 72 साल के रोगी श्री बी. डी. वर्मा, फरीदाबाद (हरियाणा) निवासी जो पिछले 22 सालों से इस रोग को झेल रहे थे और इसके कारण उनकी दृष्टि बुरी तरह प्रभावित हो चुकी थी, उन्हें अपना पीपी 102 एमजी/डीएल जानने के बाद, पूरी तरह से दवा छोड़नी पड़ी।

इसी तरह राहुल हिसार (हरियाणा) और कौस्तुभ, भरतपुर (राजस्थान) भी डायबिटीज टाइप 1 के रोगी थे और उन्हें अपनी इंसुलिन की खुराक 50% तक नीचे लानी पड़ी। डायबिटीज टाइप 1 के एक और रोगी एकमप्रीत फरीदाबाद (हरियाणा)निवासी को अपने इंसुलिन पंप को एक घंटे के लिए बंद करना पड़ा क्योंकि उसका शरीर अपना इंसुलिन चार्ज स्वयं लेने लगा था और शायद उसके डायबिटिक जीवन के साढ़े तीन सालों में पहली बार, उसका शरीर अपने-आप शुगर को मेटाबोलाइज कर रहा था।

अब संदेश पूरी तरह से साफ है। डायबिटीज टाइप 1 और 2 को ठीक किया जा सकता है और याद रहे कि प्रतिभागियों को नियमित नाश्ते से अधिक मात्रा में कार्बोहाईड्रेट से भरपूर नाश्ता दिया गया था।

24 घंटों में, डायबिटीज टाइप 1 और टाइप 2 दूर करने की यात्रा में यह उनके पहले चार घंटे थे।

दरसअल **'डायबिटीज टाइप 1 तथा टाइप 2 से 72 घंटे में रोगमुक्ति'** कार्यक्रम को तैयार करने के लिए मुझे, पूरी दुनिया की विशिष्ट मेडीकल पत्रिकाओं में प्रकाशित 500 से अधिक रिसर्च पेपरों का अध्ययन करना पड़ा। आप इस पुस्तक में उनमें से अनेक का विवरण पाएंगे और जान जाएंगे कि वास्तविकता में किसी को भी इस भयंकर रोग - डायबिटीज से मुक्ति पाने के लिए भयभीत होने या मरने की आवश्यकता नहीं है।

डायबिटीज रोग की कला, वाणिज्य तथा विज्ञान समझने के लिए तथा पिछले तीन दशकों के दौरान डायबिटिक रोगियों की हो रही आश्चर्यजनक वृद्धि के सत्य को उजागर करने के लिए हमें इस रोग से जुड़े कुछ अहम आंकड़ों पर नजर डालनी होगी। रोगियों की संख्या तेजी से बढ़ रही है, जबकि तथ्य यह है कि इस रोग की चिकित्सा एक सप्ताह से भी कम समय में की जा सकती है।

1. भारत में डायबिटीज रोगियों की संख्या-65 मिलियन (आई.डी.एफ.- 2013-इन्टरनेशनल डायबिटीज फेडरेशन)

2. संसार में डायबिटीज रोगियों की संख्या-382मिलियन (आई.डी.एफ.- 2013-इन्टरनेशनल डायबिटीज फेडरेशन)

3. भारत में डायबिटीज पर प्रतिवर्ष होने वाला व्यय-6 बिलियन डॉलर (आई. डी.एफ.- 2013)

4. संसार में डायबिटीज पर प्रतिवर्ष होने वाला व्यय-548 बिलियन डॉलर (आई.डी.एफ.- 2013)

तकरीबन 8.5% मधुमेह यानी डायबिटीज रोगियों को आंख के पीछे पर्दे की खराबी(रेटिनोपैथी) के कारण नेत्रहीनता, 20% से 50% रोगियों को गुर्दे के रोगों तथा 60% से 70% रोगियों को गंभीर रूप से स्नायु हानि तथा गैंगरीन आदि का सामना करना पड़ता है, जिसके कारण उनके अंगों को काटना पड़ता है।

शोध अध्ययनों से पता चलता है कि जिन रोगियों का अंग गैंगरीन के कारण काटना पड़ता है, उनमें से 60 से 70 प्रतिशत रोगी अपना अंग काटने के पांच ही साल के भीतर मर जाते हैं। डायबिटीज रोगियों में, अन्य रोगियों की तुलना में

हृदय संबंधी रोग तथा पक्षाघात आदि रोग होने का खतरा दो से चार गुना अधिक होता है और यही वजह है कि तकरीबन 75 % डायबिटिक रोगी हृदय रोगों से ही अपनी जान देते हैं। अनेक अध्ययन यह स्पष्ट करते हैं कि इंसुलिन रेजिस्टेंस के कारण, डायबिटीज रोग का पता लगने के पंद्रह वर्ष पूर्व से ही हार्ट अटैक तथा स्ट्रोक का खतरा बढ़ जाता है। डायबिटीज से पीड़ित मध्यम आयु के लोगों में, अन्य रोगियों के मुकाबले हृदयरोगों का खतरा दुगना होता है। ऐसे रोगी अन्य रोगियों की तुलना में तीन से चार गुणा अधिक अवसादग्रस्त होने की संभावना रखते हैं।

अनेक डायबिटिक रोगियों में अग्नयाशय (पैंक्रियाज़) व आंतों के कैंसर भी पनप जाते हैं। इन सभी भयभीत कर देने वाले आंकड़ों को देखते हुए, मन में एक ही सवाल पैदा होता है कि मनुष्यजाति को मधुमेह जनित दुष्प्रभावों से क्यों ग्रस्त होना चाहिए तथा उनके व उनके परिवारों का धन इस बीमारी के लिए नष्ट क्यों हो जबकि यह रोग कुछ ही समय (दिनों) में समाप्त किया जा सकता है और बहुत ही कम लागत से इसका पूरी तरह से निदान किया जा सकता है।

अब कुछ क्षण के लिए कल्पना करें कि हमारी दुनिया से डायबिटीज का रोग हमेशा के लिए मिट जाए, तब क्या होगा? निश्चित रूप से मानवजाति को लाभ होगा। इसमें किसे हानि होगी? निश्चित रूप से बड़ी दवा कंपनियों, डॉक्टरों, अस्पताल उद्योग तथा उन सभी विविध खाद्य उत्पादकों की हानि होगी, जिनका बाजार डायबिटीज के कारण ही चलता है। डायबिटीज के विज्ञान तथा वाणिज्य के आपसी संबंध को जानने के लिए, आपको रोग के व्यापार यानी डिजीज़ मांजरिंग से जुड़े एक उदाहरण योग्य मामले को समझना होगा – वह है एच. 1एन.1 स्वाइन फ्लू (H1N1 swine flu) का मामला।

डिजीज़ मांजरिंग क्या है?

उत्तर: किसी सामान्य मानवीय अनुभव को असामान्य करार देना और उसे रोग बना देना, फिर लोगों को उसकी चिकित्सा के लिए विवश कर देना। जिसकी वजह से अनेक अवांछित जटिलताएं सामने आ जाएं। फिर रोग के निदान से जुड़ी सीमाओं का विस्तार करते हुए, लोगों में रोग के लिए जागरूकता लाना ताकि उपचार से जुड़े व्यावसायिक लोगों के बाजार को लाभ हो सके।

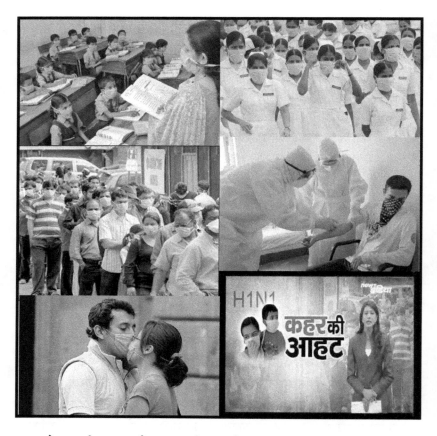

आपको मन ही मन, वर्ष 2009 की जुलाई, अगस्त व सितंबर माह की घटना को स्मरण करना होगा। लोग हर जगह मास्क पहने दिखाई देते थे। समाचार पत्रों व टी. वी. चैनलों की खबरें एच1एन1 स्वाइन फ्लू की रिपोर्ट से भरी हुई रहती थीं। सरकार पूरे जोरों-शोरों से एच1एन1 स्वाइन फ्लू की दवा तथा वैक्सीन की खरीदारी में व्यस्त थी। कुछ समय के लिए स्कूल व कॉलेज बंद किए गए थे और सिनेमा हॉल जैसे सार्वजनिक स्थान खाली रहते थे। स्वाइन फ्लू से मरने के भय को इस प्रकार सुनियोजित ढंग से उद्घोषित किया गया।

चलिए अब वर्तमान यानी 2014 की बात करते हैं, स्वाइन फ्लू का वायरस कहां गायब हो गया?

वास्तविकता में:

1. एच1एन1 स्वाइन फ्लू नामक कोई महामारी थी ही नहीं।
2. भारत सरकार के पास ऐसा एक भी प्रामाणिक आंकड़ा नहीं, जो एच1एन1 स्वाइन फ्लू से मरने वालों की संख्या दर्शाता हो।
3. एच1एन1 स्वाइन फ्लू के लिए कोई सुनिश्चित निदानात्मक जांच नहीं थी।
4. यहां तक कि वैक्सीन को भी सुरक्षा के लिहाज से कभी नहीं जांचा गया था।

यह सब मीडिया द्वारा संचालित तमाशा था जिसे बड़ी-बड़ी दवा कंपनियों जैसे- सीएसएल लिमिटेड, ग्लेक्सोस्मिथक्लाइन बायोलॉजिकल्स, आई डी बायोमेडीकल कार्पोरेशन, मैड इम्यून वैक्सीन इंक, नोवारटिस वैक्सीन्स व डायग्नोस्टिक लिमिटेड, सनोफी पास्टर इंक आदि ने मिलकर मासूम व बेपरवाह जनमानस के भय को आधार बनाकर मुनाफा कमाने के उद्देश्य से प्रायोजित किया था।

इसे आप हाल की *डिज़ीज मांजरिंग* का मामला कह सकते हैं। हालांकि, यह अपनी शुरूआत के तीन ही सालों के भीतर सामने आ गया परंतु डायबिटीज पिछले तीन दशकों से लगातार अपने पांव फैलाता आ रहा है। याद रखें कि डायबिटीज कोई रोग नहीं है। यहां केवल शरीर ग्लूकोज के होमियोस्टेसिस को जरूरत के अनुसार स्तर पर नहीं रख पाता और मैं आपको इस पुस्तक के माध्यम से जानकारी दूंगा कि केवल एक ही दिन में जटिल *ग्लूकोज होमियोस्टेसिस असंतुलन(imbalance)* के मामलों में कैसे सुधार लाया जा सकता है।

होमियोस्टेसिस क्या है?

होमियोस्टेसिस शरीर की वह क्षमता है जो शरीर के विभिन्न अंगों को सुचारू रूप से काम करने के लिए समयबद्ध तरीके से तापमान, रक्तचाप व ग्लूकोज सहित शरीर के आंतरिक वातावरण को व्यवस्थित करती है।

डायबिटीज टाइप 1 और 2- डिज़ीज मांजरिंग केस

बुनियादी झूठ यह है कि डायबिटीज टाइप 1 और 2 से रोगमुक्ति नहीं हो सकती और रोगी को अपना पूरा जीवन इसके साथ ही दवाईयां लेते हुए काटना होगा । इस बुनियादी झूठ का सारा श्रेय अमेरिकन डायबिटीज ऐसोसिएशन (ADA) तथा इंटरनेशनल डायबिटीज फेडरेशन (IDF) को जाता है, डायबिटीज के इन संरक्षकों ने इस झूठ के प्रचार के लिए प्रायोजित वैज्ञानिक खोजों का आश्रय लिया और लोगों को यह विश्वास दिला दिया तथा इसके साथ ही उन्होंने इसे मेडीकल सिलेबस में शामिल करने का षड्यंत्र भी रचा।

जब तक आप मनुष्य के मन तथा इसके व्यवहार के बारे में नहीं जानेंगे तब तक डायबिटीज के इस धोखे की पहेली को समझना असंभव है। मैं आपको मनुष्य के मन तथा इसके मन की जटिलता को साधारण शब्दों में समझाने की चेष्टा करता हूं, क्योंकि मैं पिछले दो दशकों से इसी विषय पर विस्तृत अध्ययन करता आ रहा हूं।

इस उदाहरण पर ध्यान दें- हजारों वर्षों से मनुष्य यही धारणा रखता आया था कि शारीरिक रूप से मनुष्य को इसी तरह रचा गया है कि वह चार मिनट से कम समय में एक मील की दूरी तय नहीं कर सकता और पूरे इतिहास में कोई ऐसा नहीं कर पाया था। 1954 में रॉजर बेनिस्टर ने इस धारणा को तोड़ा और यह दूरी 3:59 सैकेंड में पूरी कर दिखाई, उसके बाद से ऐसे अनेक रिकॉर्ड बनाना सामान्य सा हो गया है।

मनुष्य का मन ऐसा ही है। हम अपनी सोच व धारणा के साथ ही सीमित व नियंत्रित हो जाते हैं। एक झूठी धारणा हमें आजीवन सादे से समाधान से दूर रख सकती है।

डायबिटीज टाइप 1 के लिए यही सच है। मैं यहां आपको अपने एक किशोर डायबिटीज रोगी मास्टर मेहर के बारे में बताना चाहूंगा। जब वह अपने पिता जगजीत सिंह के साथ मेरे पास आया तो वह डायबिटीज टाइप 1 का रोगी था। उन्हें एक विश्वासपात्र मित्र द्वारा मेरे पास भेजा गया था। यद्यपि श्रीमान जगजीत सिंह अपने मन में इसी आशा के साथ आए थे कि मैं उनके पुत्र को डायबिटीज टाइप 1 के रोग से मुक्त कर दूंगा पर उनके मन में यह डर भी था कि यह रोग

कभी ठीक नहीं हो सकता। वे अपने साथ डायबिटीज की तथाकथित प्रामाणिक संस्था अमेरिकन डायबिटीज एसोसिएशन, (एडीए) का एक मेल भी लाए थे; जिसमें साफ शब्दों में लिखा था कि उनके बेटे की डायबिटीज टाइप 1 को ठीक नहीं किया जा सकता और इसी तरह का जवाब मैक्स अस्पताल (नई दिल्ली) का भी था, जहां उनके बेटे का इलाज हो रहा था। दरअसल वे पहली बार हमारे ही मुंह से सुन रहे थे कि डायबिटीज टाइप 1 को जड़ से समाप्त करना संभव है। मैंने उन्हें किसी तरह से समझा-बुझाकर बच्चे के आहार में कुछ छोटे पर खास बदलाव करवाए। ऐसा करने के चार दिन के भीतर, बच्चा इंसुलिन की चपेट से बाहर आ गया और आज जब पांच महीने बाद वह बच्चा मेरे ऑफिस आया तो पाया गया कि वह पूरी तरह से डायबिटीज टाइप 1 रोग से मुक्त है।

आज मैं इस पुस्तक के माध्यम से घोषणा करना चाहता हूं कि डायबिटीज टाइप 1 व टाइप 2 के लिए, 'चार मिनट में एक मील वाली बाधा' दूर हो गई है। मैं जानता हूं कि (ए.डी.ए.) अमेरिकन डायबिटीज एसोसिएशन या (आई.डी. एफ) इंटरनेशनल डायबिटीज एसोसिएशन तथा ऐसे ही अन्य मधुमेह से जुड़े संस्थान मेरे रोगियों की सफलता की दास्तान को गंभीरता से नहीं लेंगे, क्योंकि इससे तो उन्हें भी मानना पड़ेगा कि डायबिटीज को हमेशा के लिए मिटाया जा सकता है। यह न भूलें कि जिस स्वाइन फ्लू को मानवजाति के लिए खतरा मान लिया गया था, वह कैसे गायब हो गया। इसका मतलब होगा ए.डी.ए. तथा आई.डी.एफ. जैसे मधुमेह के प्रचारक तथा इनसे जुड़ी दवा बनाने वाली विशाल कंपनियां भी डायनासोरों की तरह ही दुर्लभ हो जाएंगीं और केवल संग्रहालयों में ही देखी जा सकेंगी।

संसार भर में फैले डायबिटीज के इस कुचक्र को समझने के लिए आपको निम्नलिखित सच्चाई से पर्दा हटाना होगा:

पहला सच: ब्लड शुगर के स्तर

1997 तक फास्टिंग ब्लड शुगर की सीमा 140 एमजी/डीएल सामान्य व स्वस्थ मानी जाती थी, परंतु उसके बाद विशेषज्ञों के दल ने उसे घटाकर 140 एमजी/डीएल से 126 एमजी/डीएल कर दिया। इसका मतलब यह हुआ कि

अगर आपकी फास्टिंग ब्लड शुगर 126 एमजी/डीएल से अधिक है तो आप डायबिटीज के रोगी हैं। तो इस तरह एक दिन पहले तक जो लोग 126 एमजी/डीएल से 140 एमजी/डीएल के मध्य तक की फास्टिंग ब्लड शुगर के साथ स्वस्थ माने जाते थे, वे रातों-रात डायबिटीज के रोगी हो गए। इस तरह पूरी दुनिया में मधुमेह के रोगियों में 14% की वृद्धि हो गई। बाद में यह पता चला कि उस विशेषज्ञ दल में जो भी लोग शामिल थे, वे उन दवा कंपनियों के वैतनिक सलाहकार थे जो डायबिटीज की दवाएं बनाती थीं, जैसे—एवेंटिस फार्मास्यूटिकल्स, जीएसके, ब्रिस्टोल मेयर्स स्क्विब, एली लिली, मर्क एंड फाईजर व नोवार्टिस आदि। यहां उन सभी सदस्यों के नाम तथा विशाल दवा कंपनियों से उनके संबंधों के बारे में भी जान लेते हैं:

सी-वैतनिक सलाहकार   एस-वैतनिक वक्ता   जी- अंशदान पाने वाले

	Dr. Geroge L Bakris			Dr. Jackson T Wright Jr.			Dr. Suzanne Oparil			Dr. Henry R. Black			Dr. Joseph L Izzo jr.			Dr. William C. Cushman			Dr. BarryJ Materson			Dr. Aram V. Chobanian			Dr. Daniel W. jones		
Company	C	S	G	C	S	G	C	S	G	C	S	G	C	S	G	C	S	G	C	S	G	C	S	G	C	S	G
Merck	☑	☑	☑	□	☑	☑	☑	□	☑	☑	□	☑	☑	☑	☑	□	□	☑	☑	□	□	□	□	□	☑	□	□
Novartis	☑	☑	☑	□	☑	☑	☑	□	☑	□	☑	□	☑	☑	☑	☑	□	□	☑	□	□	□	□	□	☑	□	□
Astra Zeneca	☑	☑	☑	□	☑	☑	□	□	☑	☑	☑	□	☑	☑	☑	□	□	☑	□	□	□	□	☑	□	□	□	□
Bristol-Myers Squibb	☑	☑	□	□	☑	☑	☑	□	☑	☑	☑	☑	□	□	□	☑	□	□	☑	□	□	□	☑	□	□	□	□
Pfizer	□	□	□	□	☑	☑	☑	□	☑	☑	☑	☑	□	☑	□	☑	□	☑	☑	□	□	□	□	□	☑	□	□
GlaxoSmithKline	☑	☑	☑	□	☑	☑	□	□	☑	☑	□	□	□	□	☑	☑	□	☑	☑	□	□	□	□	□	□	□	□

इस स्थिति को और भी भयंकर बनाते हुए ए.डी.ए. ने फास्टिंग ग्लूकोज के सामान्य स्तर को 2003 में 126 एमजी/डीएल से घटाकर 100 एमजी/डीएल कर दिया। फलस्वरूप 2003 के बाद से भारत में ऐसे रोगियों की संख्या में तीन गुनी वृद्धि हुई और 40 से 64 वर्ष के आयु वर्ग में ऐसे रोगियों की संख्या 1.3 मिलियन से 20 मिलियन तक आ गई। वर्तमान में 40 मिलियन से अधिक भारतीय जनसंख्या डायबिटीज रोगियों के रूप में जानी जाती है।

याद रखें कि ए.डी.ए. की स्थापना व प्रबंधन भी मर्क एंड फाईजर, एली लिली व जीएसके आदि के हाथों में हैं, जो कि डायबिटीज की दवाएं बनाते हैं।

दूसरा सच: हानिकारक तथ्यों का प्रचार

अब आप समझ गए होंगे कि ए.डी.ए सहित अन्य अधिकारिक संस्थान भी अपने अधिकारों का दुरूपयोग करते हुए, मुनाफा कमाने के उद्देश्य से किस

तरह इन मापदंडों को गलत ढंग से परिभाषित कर सकते हैं। दरसअल वे आपके नहीं बल्कि डायबिटीज रोग के मित्र हैं और उनका एकमात्र लक्ष्य यही है कि इस रोग को लोगों के बीच अधिक से अधिक प्रसारित व प्रचारित किया जाए और जिस तरह से वे मधुमेह तथा जीवनशैली से जुड़े अन्य रोगों जैसे हाई बी. पी. व मोटापा आदि रोगों को जन्म देने वाले प्रमुख कारक केएफसी, पेप्सी तथा कैडबरीज आदि का औपचारिक रूप से प्रचार करते दिखाई देते हैं, उससे तो यह बात और भी स्पष्ट हो जाती है। इस मामले में, इंडियन मेडिकल एसोसिएशन (तथाकथित भारतीय स्वास्थ्य संरक्षक)भी पीछे नहीं है। वह भी अनेक अवसरों पर अपने मुनाफे के लिए ऐसे खाद्य उत्पादों का प्रचार करती रही है, जो परोक्ष रूप से अनजान भारतीय ग्राहकों के लिए नुकसानदायक हो सकते हैं। इंडियन मेडिकल एसोसिएशन द्वारा ट्रॉपिकाना(जूस का एक उत्पाद) का

THE TIMES OF INDIA India

Home City India World Business Tech Sports Cricket Entertainment Life & Style Travel Women Spirituality Blogs NRI Real Estate Photos Times Now Videos

You are here: Home » India

FEATURED TODAY IN INDIA

- TRS leading in Medak Lok Sabha
- CPM wins Tripura assembly bypoll
- Meet the 5-year-old boy who's already 5 feet 7 inches tall
- TMC, Congress leading in Bengal assembly bypolls
- India tightens Vietnam defence, oil ties ahead of China's Xi Jinping's visit
- Appeal to help flood-hit Kashmiris: Vice-chancellor attacked in Madhya Pradesh, admitted to hospital
- Bypoll results for 33 assembly, 3 Lok Sabha seats: Counting of votes begins
- Government approves National Ayush Mission
- Don't focus only on Srinagar for relief operations: Supreme Court

IMA faces ire for endorsing juice brand

NEW DELHI: The Union health ministry has taken strong objection to Indian Medical Association's move to endorse PepsiCo's Tropicana pure juices and Quaker Oats.

Speaking to TOI, Union health minister A Ramadoss said IMA should focus more on irrational use of drugs and blood products rather than endorse Dettol and juices.

"At present, two third of all deaths in India are being caused by tobacco, alcohol and junk food. IMA should join hands with the ministry in halting such trends. IMA should think about organizing more continuing medical education sessions and help the ministry organize activities against TB and malaria, rather than endorse commercial brands," Ramadoss said.

IMA has also received brickbats from director of the Centre for Science and Environment (CSE), Sunita Narain, who said it was very wrong on the part of IMA to have endorsed a particular brand of fruit juice.
"If I have to watch a Pepsi advertisement, I'd rather watch film stars Aamir Khan than some

The Indian EXPRESS NATION WORLD BUSINESS CITIES SPORTS ENTERTAINMENT LIFESTYLE TECHNOLOGY OPINION PHOTOS ALL SECTIONS

IMA defends deal with PepsiCo

Express News Service NEW DELHI, MAY 7, Thu May 08 2008, 23:56 hrs

The move by the Indian Medical Association (IMA) of endorsing Tropicana juices and Quaker Oats has invited widespread criticism.

Calling it an issue of ethics, Sunita Narain of the Centre for Science and Environment (CSE) said, "We are clear that it's completely wrong. In fact it's legally wrong. The Prevention of Food Adulteration (PFA) Act clearly says that no medical association can endorse a product. There is an issue of ethics here, doctors' associations all over the world have always been resisting to get into such endorsements. How can Pepsi ask IMA about it."

The IMA, which signed a Memorandum of Understanding (MoU) with the company in March this year, however, sees nothing wrong in the move. This is for the first time that the IMA will endorse food and beverage products. In the past, the IMA, which represents over 1,75,000 doctors in the country, has endorsed Reckitt Benckiser's Dettol soap, Procter & Gamble's Pampers diapers and Eureka Forbes'

TOP STORIES

- BJP Unnao MP Sakshi Maharaj claims madrasas offering cash rewards for love jihad
- After floods, deluge of relief camps
- After Shiv Sena warning on 'lust' for seats, BJP talks of 'impotency'
- Gujarat CM personally checks on preparations for Modi-Jinping visit
- Saradha was running ponzi schemes, says SFIO as it completes probe

EDITORS' PICK

- After UN, Prime Minister Narendra Modi to visit 9/11 Ground Zero
- Big brother vs big brother
- Scot Free?
- Inflation falls to 5-yr low but RBI may hold rates
- Deepika Padukone's Twitter outburst: Stunt or Statement?

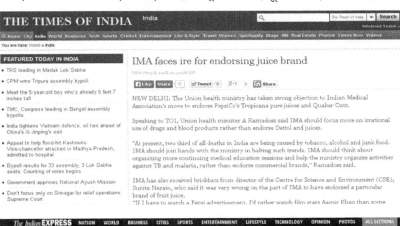

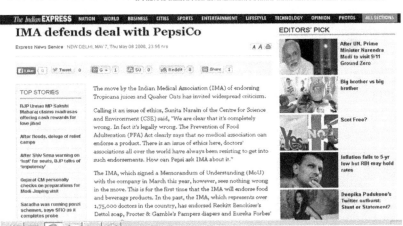

व्यापक प्रचार ऐसा ही एक उदाहरण है। ट्रॉपिकाना का सेवन इतना हानिकारक है कि यदि आप पूरा सप्ताह भी इसका सेवन कर लेते हैं तो आपकी फास्टिंग ग्लूकोज का स्तर सौ से अधिक हो जाएगा और आपको यकीन दिला दिया जाएगा कि आप डायबिटीज के रोगी हो गए हैं और अब आपको आजीवन दवा का सेवन करना चाहिए। आपको एक दुष्चक्र में फंसाया जा रहा है और जब आप इन दवाओं का सेवन करेंगे तो डायबिटीज की दवा बनाने वाली कंपनी के स्थायी ग्राहक हो जाएंगे। स्वास्थ्य की रक्षा करने वाली यह कंपनियां ही वास्तव में आपकी सेहत को नुकसान करने के लिए जिम्मेवार हैं।

तीसरा सचः प्रायोजित शिक्षा

क्या वर्तमान में आपने कहीं पढ़ा है कि सीमित मात्रा में शराब का सेवन आपके हृदय के लिए अच्छा है? मैं जानता हूं कि आपमें से अधिकतर लोगों का उत्तर हां में होगा।

अगर आप भी ऐसे ही पाठकों की सूची में आते हैं और अपने समाचार पत्र में प्रकाशित होने वाले समाचार को अनुकूल व सच मानते हैं तो जान लें कि आप भी ऐसी भ्रामक प्रायोजित शिक्षा के जाल में फंस गए हैं, उनका लक्ष्य यही होता है कि ग्राहक को कल्पित लाभ का लालच दिया जाए। वे अपने द्वारा ही प्रायोजित मीडिया रिसर्च कार्य के माध्यम से ग्राहक को यकीन दिलाते हैं कि उनका उत्पाद कितना लाभदायक हो सकता है। *शराब सेहत के लिए अच्छी है,* यह भी ऐसा ही एक प्रत्यक्ष उदाहरण है, जिसे *फ्रेंच टेक्नीकल इंस्टीट्यूट ऑफ वाइन* द्वारा आर्थिक सहयोग देते हुए प्रचारित किया गया। वे सामान्य जनता को यह कहकर भ्रमित कर रहे थे कि 'प्रतिदिन, दो से पांच गिलास शराब का सेवन, सामान्य मृत्यु के सभी कारणों में 24-31% की कमी करता है।'

पिछले दो दशकों में तो विविध हेल्थ केयर संगठनों(एसोसिएशनों) तथा खाद्य उत्पाद बनाने वाली कंपनियों के बीच संबंधों के बहुत से खतरनाक मामले आए हैं, जहां बहुत-सी खाद्य कंपनियों ने इन संगठनों की बहुत-सी गतिविधियां प्रायोजित की हैं और बदले में इन संगठनों ने उनके खाद्य उत्पादों को आम जनता के बीच निरंतर दी जाने वाली मेडिकल शिक्षा, जनता जागरूकता अभियान और यहां तक कि मेडिकल कॉलेज में स्नातक स्तर पर पाठ्यक्रम में बदलाव द्वारा भी प्रचारित किया है, यहां तक कि जबकि उन्हें यह भी ज्ञात है

कि उक्त खाद्य पदार्थ से मनुष्य के शरीर को गंभीर रूप से हानि हो सकती है।

फूड कंपनियों के प्रायोजित दलों के उदाहरण, जो आम लोगों को पोषण व स्वास्थ्य के विषय में परामर्श देते हैं, 2002

संगठनः गतिविधि	**प्रायोजकः चुने गए उदाहरण**
अमेरिकन कैंसर सोसायटीः प्रचार अभियान	फ्लोरिडा डिपार्टमेंट ऑफ साईट्रस
अमेरिकन कौंसिल ऑन साईस एंड हैल्थः सामान्य गतिविधियां	300 फंडिंग स्त्रोत, इसमें अनेक फूड कार्पोरेशन व व्यापार संघ शामिल हैं।
अमेरिकन डायबिटिक एसोसिएशनः तथ्य संग्रहक	डेयरी कौंसिल, शुगर एसोसिएशन
अमेरिकन कॉलेज ऑफ न्यूट्रीशनः वार्षिक सभा	क्वेकर ओट्स, नोवराटिस
अमेरिकन हार्ट ऐसोसिएशनः हार्ट चैक	50 से अधिक फूड कंपनियां
अमेरिकन सोसायटी ऑफ क्लीनिकल न्यूट्रीशनः एजुकेशनल गतिविधियां	नॉल फार्मास्युटिकल, एमगेन, बेस्ट फूड्स, कोका कोला
अमेरिकन सोसायटी फॉर न्यूट्रीशनल साइंसः वार्षिक सभा	मीड जॉनसन, रॉस प्रोडक्ट, प्रॉक्टर एंड गेम्बल
फूड एंड न्यूट्रीशन बोर्ड, इंस्टीट्यूट ऑफ मेडीसनः डायटरी रेफरेंस इनटेक	रॉक विटामिन्स, मीड जान्सन, एम एंड एम मार्स
सोसायटी फॉर न्यूट्रीशन एजुकेशनः एजुकेशनल प्रोग्राम	वीडर एनन्यूट्रीशन ग्रुप, फूड मार्केटिंग इंस्टीट्यूट, डोल फूड्स, नेस्ले यूएसए
टफस यूनीवर्सिटीः न्यूट्रीशन नेवीगेटर वेबसाइट	क्राफ्ट्स फूड (फिलिप मोरिस)

इस मुद्दे की गंभीरता को समझने के लिए आपको 1985 से 1990 के दौरान उन असंख्य साक्ष्यों को देखना होगा, जिनके आधार पर स्पष्ट होता है कि केसीन नामक एक विशेष श्रेणी का प्रोटीन विभिन्न प्रकार के ट्यूमर, कैंसर से संबंधित वृद्धि तथा बच्चों में डायबिटीज टाइप 1 का कारण रहा।

यह दूध तथा मांस जैसे पशु उत्पादों में मूल रूप में पाया जाता है। अब विश्व स्वास्थ्य संगठन को करना यह चाहिए था कि वह जनता को दूध तथा मांस उत्पादों से जुड़े हानिकारक प्रभावों की नवीन जानकारियों के बारे में सचेत करे ताकि फूड पिरामिड में से इन्हें पूरी तरह से घटा दिया जाए या इनके हिस्से को कम कर दिया जाए। 27 अप्रैल, 1991 की वाशिंगटन पोस्ट के अनुसार, डेयरी व मीट उद्योग एसोसिएशन के दबाव पड़ने के कारण विश्व स्वास्थ्य संगठन को तैयार किए गए नए फूड पिरामिड को वापिस हटाना पड़ा, फिर भले ही लोग वर्तमान भ्रामक फूड पिरामिड को ही सच मानते रहें, जो पहले ही स्वास्थ्य के साथ अंधाधुंध खिलवाड़ कर चुका था।

चौथा सचः स्वास्थ्य की नहीं, रोग की देखरेख

22 जून, 2014 का दिन था। यह अभ्यास हमारी डायबिटिक खोजी रिसर्च का एक हिस्सा था। हमारे खोजी दल के सदस्यों में से एक, डॉक्टर इंदुप्रीत कौर ने अपोलो अस्पताल की चीफ डायटीशियन डॉक्टर अनीता जताना से आग्रह किया कि वे उन्हें व्यक्तिगत रूप से तैयार की गई डायबिटीज बचाव आहार योजना देने के लिए मुलाकात का समय दें। उनकी फास्टिंग ब्लड शुगर 85 एमजी/डीएल थी और उन्हें जो डाइट प्लान दिया गया, उसे देखकर तो मैं दंग रह गया। यह डायबिटीज से बचाव का नहीं बल्कि उसे बढ़ाने का प्लान था। उस समय उनकी ब्लड शुगर 85 एमजी/डीएल तथा बीएमआई 22 एमजी/डीएल था। उन्होंने जानकर, पूरा एक सप्ताह उस डाइट के हिसाब से चलने का निर्णय लिया ताकि उसके प्रभाव जान सकें। एक सप्ताह बाद फास्टिंग ब्लड शुगर मापने पर 92 एमजी/डीएल निकली और शरीर का भार भी एक किलो बढ़ गया था। उन्होंने एक और सप्ताह तक उस आहार योजना का

पालन किया और नतीजा वही निकला, जो अपेक्षित था। वे भी भारत की मधुमेह जनसंख्या का एक हिस्सा बन चुकी थीं। उनकी फास्टिंग ब्लड शुगर 100 एमजी/डीएल से ऊपर आ गई थी, भार डेढ़ किलो के लगभग बढ़ा था और ए.डी.ए की 2003 की परिभाषा के अनुसार वे डायबीटिक की श्रेणी में आ गई थीं।

ऐसा नहीं कि अपोलो अस्पताल की डायटिशीयन जान-बूझकर अपने हर मरीज को मधुमेह का रोगी बनाना चाहती हैं। दरअसल मेडीकल कॉलेजों में पढ़ाई के रूप से कुछ गलत हो रहा है। मेडीकल शिक्षा का सिलेबस काफी हद तक दवा उद्योगों के दबाव में है और मेडीकल कॉलेज अब डॉक्टर तैयार करने की बजाए दवा कपंनियों के लिए मार्केटिंग एजेंट तैयार कर रहे हैं, जिनका एकमात्र लक्ष्य यही है कि किसी तरह रोग को जीवित रखा जाए, ताकि उनका अस्तित्व बरकरार रहे अन्यथा वे विलुप्त हो जाएंगे।

इसमें आश्चर्य की कोई बात नहीं कि दुनिया भर के जाने-माने डायबिटीज विशेषज्ञ स्वयं इस रोग से ग्रस्त हैं, फिर भले ही आप अमेरिका के शीर्ष इंडियाना स्कूल ऑफ मेडीसन के डायबिटीज ट्रांसलेशनल रिसर्च सेंटर के डायरेक्टर पद पर सुशोभित डॉक्टर डेविड जी. मारीरो तथा भारत के डायबिटिक चिकित्सा के धुरंधर पद्मश्री अलंकृत (2007) डॉक्टर (डायबिटीज के क्षेत्र में विशेषज्ञ) अनूप मिश्रा (फोर्टिस श्रृंखला अस्पतालों के डायबिटीज व मेटॉबालिक रोगों के निदेशक व प्रमुख) की बात करें। मुझे तो यह बात परेशान कर रही है कि डॉक्टर अनूप मिश्रा को भारत सरकार से यह सर्वोच्च नागरिक पुरस्कार किस योगदान के लिए प्राप्त हुआ है। संभवत: यह इसलिए दिया गया है कि उन्होंने हजारों डायबिटीज ग्रस्त रोगियों को निरोगी किया है (मुझे तो संदेह है कि उन्होंने कभी एक भी रोगी को स्वस्थ किया होगा) या इसलिए दिया गया है कि उन्होंने डायबिटीज रोगी को आजीवन मधुमेह रोगी बनाए रखना सुनिश्चित किया। वे अनेक अवसरों पर ब्रितानिया कंपनी के डायबिटीज फ्रेंडली बिस्कुट के सेल्समैन की भूमिका में दिखाई देते हैं (जबकि इस बात का

कोई वैज्ञानिक आधार नहीं है कि ब्रितानिया कंपनी के डायबिटीज फ्रेंडली बिस्कुट डायबिटीज के रोगियों के लिए सेहतमंद होते हैं।) मेरे इस उदाहरण द्वारा आप डॉ. अनूप मिश्रा की देखरेख में चल रहे रोगियों की स्वयं ही कल्पना कर सकते हैं। यहां मैं श्री सुभाष गुलाटी का उदाहरण देना चाहूंगा, जो कि फरीदाबाद में वैज्ञानिक उपकरणों के डिस्ट्रीब्यूटर है तथा फार्मा कंपनी में सेल्स मैनेजर रह चुके हैं। वे पिछले सात सालों से डॉ. अनूप मिश्रा की देखरेख में थे, उन्हें केवल यही पता चला कि पिछले सात सालों में उनकी दवा की खुराक व रोग की जटिलता में समान रूप से ही वुद्धि हुई है। 5 मई, 2014 को वे अपने एक साथी के कहने पर हमसे मिले और दस ही दिन के भीतर 'डायबिटीज टाइप 2 की चिकित्सा के लिए डी1डी2सी आहार का पालन कर सुखद आश्चर्य से भर उठे। उन्हें न केवल डायबिटीज की दवाओं से मुक्ति मिली, बल्कि वे अन्य जटिलताओं के साथ-साथ शरीर का अवांछित पांच किलो भार घटाने में भी सफल रहे। (डॉक्यूमेंटरी में उनका साक्षात्कार देखें।)

अध्याय - 2

डायबिटीज का सामान्य ज्ञान

मान लीजिए कि आप एक एक्वेरियम की देखरेख करने वाले हैं। आपको उसमें रहने वाली मछलियों से बहुत प्यार है और आप उनका बहुत ख्याल रखते हैं। आप यह भी समझते हैं कि उन मछलियों के लिए वह एक्वेरियम ही उनकी दुनिया है। आपकी सारी देखरेख के बावजूद, कुछ समय के बाद मछलीघर का पानी प्रदूषित हो जाता है, जिसके कारण एक मछली रोगी हो जाती है। अब आप अपने-आप से पूछें कि अगर आपके घर का कोई सदस्य रोगी हो जाता तो आप क्या करते? आप उसे डॉक्टर के पास ले जाते हैं, उसी प्रकार मान लें कि आप मछली को डॉक्टर के पास ले जाते हैं। डॉक्टर मछली की जांच के बाद उसे कुछ गोलियां लिखकर देता है और कहता है कि पूरा एक सप्ताह तक खानी हैं, इससे आराम आ जाएगा। आप यह देखकर प्रसन्न हो जाते हैं कि चलो सब ठीक हो गया। मछली कुछ समय बाद फिर से रोगी हो जाती है क्योंकि वह मछलीघर अभी तक प्रदूषित ही है। इस बार मामला थोड़ा और गंभीर है। आप कोई खतरा मोल नहीं लेना चाहते हैं। आप उसे शहर के सबसे बड़े अस्पताल में ले जाते हैं। वहां डॉक्टर मछली को कुछ दिन के लिए अस्पताल में भर्ती करने की सलाह देते है। कुछ इंजेक्शन, सेलाइन और दवाओं के बाद फिर से जादू होता है और मछली ठीक हो जाती है। उसे अस्पताल से छुट्टी मिल जाती है आप फिर से उसे उसके घर(एक्वेरियम) में डाल देते हैं। परंतु कुछ ही दिन बाद मछली पुनः गंभीर रूप से रोगी हो जाती है। इस बार डॉक्टर उसे किसी विशेषज्ञ, (मान लेते हैं कि डायबिटोलॉजिस्ट) के पास भेज देते हैं और जांच करने पर पता चलता है कि मछली को डायबिटीज रोग हो गया है और उसे अपना बाकी का सारा जीवन, दिन में दो बार मैटफार्मिन लेनी होगी बाकी सब

ठीक हो जाएगा। आप मछली को प्रशिक्षण देते हैं और उसे निर्देश देते हैं कि नियमित रूप से डॉक्टर की सलाह पर चले। परंतु नियमित रूप से दवाई खाने व डाक्टर की सलाह मानने के सारे प्रयत्नों के बावजूद, कुछ ही समय बाद मछली फिर से रोगी हो जाती है।

तो बुनियादी सवाल यह है कि अब आप क्या करेंगे? रोग तो जैसे का तैसा है। समस्या की जड़ कहां है? मैं जान सकता हूं कि, अब तक आपमें से अधिकतर लोग इस कहानी की सीख का अनुमान लगा चुके होंगे। मछली में तो कभी कोई समस्या थी ही नहीं। वास्तव में वह जिस पानी में रहती थी, वह प्रदूषित था और केवल उसे बदलने की आवश्यकता थी। यहां तक कि दुनिया के सबसे बेहतरीन डॉक्टर भी बिना पानी बदले मछली की चिकित्सा नहीं कर सकेंगे। उसके रोग के कारण का पता लगाए बिना, इलाज करने की चेष्टा करना कुछ ऐसा ही है मानो आप किसी रेगिस्तान में मृग मरीचिका का पीछा कर रहे हैं। हर बार ऐसा लगेगा कि आप इलाज के पास ही हैं पर आप कभी उसकी चिकित्सा व निदान नहीं कर पाएंगे। इस प्रक्रिया में, आप अपनी सेहत और पैसा दोनों ही बरबाद कर देंगे।

कभी-कभी बीमारी समाधान के लिए आपको बीमारी के प्रति अल्ट्रा-वैज्ञानिक तकनीकों की नहीं, बल्कि सामान्य समझ की आवश्यकता होती है। बड़े खेद के साथ कहना पड़ता है कि आधुनिक चिकित्सकों में इसी का अभाव पाया जाता है।

इसी तरह डायबिटीज कोई ऐसा रोग नहीं है, जहां आपको समस्या को समझने के लिए उन्नत माईक्रोबायोलॉजी की आवश्यकता होगी। यह शरीर की विशेष होमियोस्टेटिक अवस्था है, जिसे थोड़ी-सी सामान्य समझ के साथ समझा व सुधारा जा सकता है। इस विषय को आसानी से समझने के लिए हम एक एयरपोर्ट का उदाहरण ले सकते हैं। कल्पना करें कि आपका शरीर एक एयरपोर्ट है और कार्बोहाईड्रेट व शुगर; जिसे आप खाते हैं; इस एयरपोर्ट पर आने-जाने वाले यात्री हैं। शरीर की कोशिकाएं विमान हैं और इंसुलिन एयरपोर्ट पर आने-जाने वाले यात्रियों को विमान तक ले जाने वाली बसें हैं।

यानी हम भोजन भी करते रहते हैं और इंसुलिन उन खाद्य तत्वों को कोशिकाओं तक भी पहुंचाता रहता है। यह सारा तंत्र आपस में एक अच्छे तालमेल व सामंजस्य के साथ चलता है। इसे ही हम शरीर का होमियोस्टेसिस या विशेष रूप से ग्लूकोज होमियोस्टेसिस कहते हैं।

अब कल्पना करें कि एयरपोर्ट में बाकी सब तो नियमित रूप से चल रहा है परंतु बसों (इंसुलिन) की आवाजाही बंद हो गई है। अब क्या होगा? एयरपोर्ट के टर्मिनल पर यात्रियों की भारी भीड़ जमा हो जाएगी और जबकि खाली खड़े हवाईजहाज यात्रियों के आने का इंतजार करते रहेंगे। यह अवस्था डायबिटीज टाइप 1 कहलाती है। यहां शरीर इंसुलिन (बस) का निर्माण करना बंद कर देता है। इसका मतलब है कि एयरपोर्ट अधिकारियों को बाहर से बसें मंगवानी होंगी। इसका मतलब है कि जब भी डायबिटीज टाइप 1 का रोगी खाना खाएगा तो उसे बाहर से इंसुलिन भी लेनी होगी।

अब कल्पना करें कि इंसुलिन (बस) की नियमित आपूर्ति तो है परंतु बस के दरवाजे बंद हैं या वे पूरी तरह से नहीं खुले हैं, जिसके कारण यात्रियों को उसके भीतर जाने में कठिनाई हो रही है।

इसका मतलब होगा कि हवाई जहाज में प्रवेश करने वाले यात्रियों की संख्या बहुत सीमित होगी और वे बहुत धीमी गति से प्रवेश करेंगे। यह अवस्था डायबिटीज टाइप 2 कहलाती है, जहां शरीर इंसुलिन (बस) का उत्पादन व आपूर्ति तो कर रहा है पर यह अपना काम सही तरह से नहीं कर पा रहा। इसका मतलब होगा कि एयरपोर्ट अधिकारियों को बस के दरवाजे खोलने में मदद करने वाले कुछ तकनीकी कारीगर बुलवाने होंगे, जो बस के दरवाजे खोलने में मदद करें ताकि यात्री आसानी से बसों के भीतर जा सकें। डायबिटीज की दवाएं जैसे मैटफार्मिन आदि यह काम करती हैं। ये इंसुलिन की संवेदनशीलता को बढ़ा देती हैं ताकि यह प्रभावी रूप से काम कर सके। परंतु यह कहानी यहीं समाप्त नहीं होती। इन दोनों ही अवस्थाओं पर विचार करें। इससे एयरपोर्ट के अधिकारियों पर बोझ बढ़ता है, उन्हें नियमित रूप से बसें या कारीगर बाहर से बुलवाने पड़ते हैं। इसे आप इंसुलिन या डायबिटीज की दवाओं के दुष्प्रभाव से

जोड़ सकते हैं, जैसे— नेत्रहीनता, विकलांगता, किडनी में खराबी, दिल का दौरा तथा मस्तिष्क का पक्षाघात आदि।

यदि तकनीकी रूप से बात करें तो औसत आकार के मनुष्य में तकरीबन 5 लीटर रक्त होता है और किसी भी समय, शरीर में प्रवाहित होने वाले ग्लूकोज की मात्रा, 1 ग्राम प्रति लीटर होनी चाहिए। इसका अर्थ होगा कि पूरे रक्त में ग्लूकोज की तकरीबन 5 ग्राम मात्रा होनी चाहिए। यहां ग्लूकोमीटर से जांच करने पर, 100 एमजी/डीएल की रीडिंग ही दिखाई देगी। अब अगर आपका ग्लूकोमीटर 200 एमजी/डीएल दिखा रहा है, तो इसका मतलब है कि आपके शरीर के रक्त में प्रति लीटर 1 ग्राम की बजाए 2 ग्राम ग्लूकोज मौजूद है। यहां आपको यह भी समझ लेना चाहिए कि शरीर इस तरह नहीं बनाया गया कि वह ब्लडशुगर के स्तर में अधिक उतार-चढ़ाव सहन कर सके। न तो अधिक और न ही कम!

अगर ब्लड ग्लूकोज का स्तर 50 ग्राम (प्रति लीटर रक्त में 1/2 ग्राम ग्लूकोज) हो तो क्या होगा? जैसा कि आप जानते हैं कि ब्लड ग्लूकोज ऊर्जा का सबसे विशाल और नियंत्रित स्त्रोत होता है और शरीर की सौ ट्रिलियन कोशिकाओं को सदा इसकी आवश्यकता होती है। अगर इसका स्तर इतना नीचे आ गया तो कोशिकाओं को भरपूर मात्रा में ऊर्जा नहीं मिल सकेगी, जिसके फलस्वरूप शरीर के कई अंग सही तरह से काम करना बंद कर देंगे। हो सकता है कि आपको सही तरह से दिखाई न दे या आप बेहोश हो जाएं। मेडीकल रूप में इस अवस्था को हाइपोग्लाइसीमिया कहते हैं।

वहीं दूसरी ओर, अगर ग्लूकोज का स्तर 200 एमजी/डीएल से अधिक है तो इसका मतलब है कि शरीर के रक्त में इतना ग्लूकोज है कि वह उसे संभाल नहीं सकता। रक्त में ग्लूकोज की अधिक मात्रा को मेडीकल भाषा में हाइपरग्लाइसीमिया कहते हैं। यह अतिरिक्त ग्लूकोज प्रोटीन से प्रतिक्रिया करके एक विषैला तत्व बनाता है, जिसे एडवांस्ड ग्लायकेशन एंड प्रोडक्ट्स या ए.जी. ई. कहते हैं। ए.जी.ई. के कारण धमनियां कड़ी हो जाती हैं, जिससे उच्चरक्तचाप, हृदयरोग, दिल का दौरा या मस्तिष्क का पक्षाघात आदि हो सकता है। हालांकि ग्लूकोज का आदर्श स्तर कितना होना चाहिए, यह कई

कारकों पर निर्भर करता है जैसे:

1. व्यक्ति की आयु

2. शरीर की अवस्था

3. अनुवांशिकीय संरचना (जेनेटिक मेकअप)

4. भौगोलिक स्थिति

उदाहरण के लिए, पुर्तगाल के एक स्वस्थ व्यक्ति का औसतन ब्लड प्रेशर 135/95 एम.एम./एच.जी. है जबकि ब्राजील समुदाय में यह 95/65 एम.एम./एच.जी. के लगभग है।

हमारे अल्पदर्शी वैज्ञानिक सोच रखने वाले विशेषज्ञों के दल ने मनुष्यों के लिए बीपी का स्तर 120/80 एम.एम./एच.जी. निर्धारित कर दिया (1997 से पहले यह 140/90 एम.एम./एच.जी.था) इसका मतलब यह हुआ कि अगर कोई आधुनिक भारतीय डॉक्टर पुर्तगाल जाएगा तो वह वहां के सारे स्वस्थ नागरिकों को हाई बीपी का मरीज घोषित कर देगा और उन्हें दवाएं देने लगेगा, फिर भले ही इससे उनकी जान को खतरा ही क्यों न हो जाए। और यदि वही डॉक्टर ब्राजील यानोमामो कबीले में जाएगा तो उन्हें बीपी के गंभीर रोगी घोषित कर देगा और उन्हें याद दिलाएगा कि वे बीपी की दवा की अधिक खुराक लें, फिर भले ही उनके लिए दिल के दौरे व पक्षाघात के खतरे बढ़ जाएं।

भिन्न-भिन्न व्यक्तियों में ब्लड ग्लूकोज का आदर्श रक्तचाप स्तर अलग-अलग हो सकता है, जो कि अलग-अलग कारकों पर निर्भर करता है। वर्तमान मापदंड अनुमान के आधार पर होते हैं अत: इनके कारण भ्रम होने की पूरी संभावना बनी रहती है।

अमेरिकन डायबिटीज एसोसिएशन (ए.डी.ए.) का कहना है कि रक्त ग्लूकोज का स्तर 100 एमजी/डीएल होना चाहिए और विश्व स्वास्थ्य संगठन (WHO) इसे 126 एमजी/डीएल ठीक मानता है। यद्यपि जैसा कि पहले स्पष्ट किया गया है कि रक्त में ग्लूकोज का स्तर व्यक्ति विशेष में अलग-अलग समय पर भिन्नता लिए हुए होता है जो कि विभिन्न कारकों पर निर्भर करता है। इस प्रकार उपरोक्त रक्त-ग्लूकोज के स्तर बिलकुल अनुमानों पर आधारित हैं और ये कभी-कभी भ्रामक भी हो सकते हैं।

आपको अपने स्वास्थ्य की समझ स्वयं होनी चाहिए, यही सबसे बड़ा निदान है। अपने–आप से पूछें कि आप अपने ऊर्जा के स्तर को कैसे निर्धारित करते हैं? क्या आप ज्यादातर ऊर्जान्वित रहते हैं या आपको प्राय: थकान महसूस होती है? 1 से 10 के आंकड़े के मापदंड के अनुसार, आप पूरे दिन में कितने ऊर्जान्वित रहते हैं? क्या कुछ सप्ताह से अधिक समय से, आपके शरीर के किसी अंग में लगातार पीड़ा या बेचैनी बनी हुई है? और अगर आपकी फास्टिंग ब्लड शुगर का स्तर 100 एमजी/डीएल से ज्यादा है तो आपके आहार व जीवनशैली में थोड़ा बदलाव लाने का समय आ गया है।

मस्तिष्क के बारे में एक छोटी–सी धारणा की मदद से आप न केवल डायबिटीज के पीछे छिपे विज्ञान, बल्कि मनुष्य के रोगों की सारी कैमिस्ट्री को समझ सकते हैं।

ब्रेन का द टारगेट 100 मॉडल:

मान लेते हैं कि ब्रेन को इस तरह प्रोग्राम किया गया है कि वह ब्लड शुगर के स्तर को 100 एमजी/डीएल के आसपास रखेगा, जिसमें दोनों ओर से केवल 30 से 35 % का ही उतार–चढ़ाव होगा। आप यह भी जानते हैं कि इस लक्ष्य को पाने के लिए रक्त में प्रति लीटर 1 ग्राम शुगर (या कार्बोहाईड्रेट का कोई और रूप) की मात्रा होनी चाहिए पर अगर आप अपने रक्त के लिए आवश्यक शुगर से काफी अधिक मात्रा भीतर ले जाएं तो शरीर का होमियोस्टेसिस बिगड़ जाएगा और यह 100 एमजी/डीएल का स्तर 200 से 1000 एम जी/डी एल के बीच चलता रहेगा।

अब मस्तिष्क को अपने शुगर के स्तर को 100 एमजी/डीएल के स्तर पर लाने के लिए पैंक्रियाज को उत्तेजित करना होगा कि वह अधिक से अधिक मात्रा में इंसुलिन का उत्पादन करे ताकि अतिरिक्त ग्लूकोज को शरीर की कोशिकाओं तक पहुंचाया जा सके। इसका एक अर्थ यह भी होगा कि शरीर में इंसुलिन का स्तर बढ़ जाएगा, रक्त में इंसुलिन अधिक मात्रा में प्रवाहित होगी, जिससे शरीर में निम्नलिखित जटिलताएं हो सकती हैं:

1. सभी प्रकार के कैंसर:

शरीर में इंसुलिन का स्तर अधिक होने से, *आईजीएफ*(इंसुलिन की तरह बढ़ने

वाला कारक) के उत्पादन में वृद्धि होती है यह विशेष केमिकल मांसपेशियों व उत्तकों की वृद्धि के लिए आवश्यक होता है। यहां हमें यह समझना होगा कि आईजीएफ के स्तर में असामान्य वृद्धि होने से शरीर की कुछ कोशिकाओं में भी असामान्य वृद्‌ध हो जाती है जो कि तरह-तरह के ट्यूमर व कैंसर के पनपने का कारण बनता है। यही कैंसर की आरंभिक अवस्था है, जैसा कि आप जानते हैं कि कैंसर में कोशिकाओं की संख्या में तेजी से वृद्धि होती है। शरीर में आईजीएफ तथा शुगर का अधिक स्तर इन्हें और भी बढ़ावा देता है। कैंसरयुक्त वृद्धि के लिए कोशिकाओं को ऊर्जा चाहिए और वह उन्हें शरीर में पहले से प्रवाहित शुगर से मिल ही रही है। लैंचट आन्कोलॉजी 2010 में प्रकाशित एक शोध के अनुसार, जिन महिलाओं के शरीर में इंसुलिन तथा आईजीएफ की अत्यधिक मात्रा होती है, उनमें शुगर तथा आईजीएफ की अल्प मात्रा वाली महिलाओं की तुलना में कैंसर से ग्रस्त होने की संभावना सात गुना अधिक होती है। ठीक इसी प्रकार, सन् 2000 तथा 2002 में जर्नल ऑफ नेशनल कैंसर इंस्टीट्यूट में दो रिसर्च प्रकाशित हुई, जिनके अनुसार जिन पुरुषों में आईजीएफ की मात्रा अधिक होती है, उनमें आम पुरुषों की तुलना में प्रोस्टेट कैंसर होने का खतरा नौ गुना बढ़ जाता है।

2. सभी प्रकार के इंफ्लेमेट्री (सूजन- संबंधी) रोगः

एयरपोर्ट वाली मिसाल याद करें और कल्पना करें कि एयरपोर्ट तक ले जाने वाली बसों की संख्या में बहुत वृद्धि हो गई है। इसके परिणामस्वरूप रनवे नष्ट हो सकता है। इसी तरह अधिक इंसुलिन भी रक्त नलिकाओं की भीतरी परत को नष्ट कर देता है। शरीर के रक्तप्रवाह में इंसुलिन की अधिक मात्रा सभी अंगों में विभिन्न प्रकार की सूजन पैदा करती है । आपके शरीर का कौन-सा अंग सूजन की प्रतिक्रिया से ग्रस्त होगा, यह विभिन्न कारकों पर निर्भर करता है। परंतु इसमें सबसे अधिक योगदान आपके जेनेटिक सरंचना का होता है। धीरे-धीरे शरीर के सभी अंग इंफ्लेमेट्री रोगों से ग्रस्त हो जाते हैं। इस बात को सरल और याद रखने योग्य बनाना चाहें तो केवल यही याद रखें कि जिस हिस्से में सूजन होगा, उसके नाम के आगे 'आइटिस' शब्द जोड़ दें। जैसे पैंक्रियाज में इंफ्लामेशन है तो उसे पैंक्रियाटाइटिस (Pancreatitis) कहेंगे और अपेंडिक्स में है तो अपेंडिसाइटिस कहेंगे।

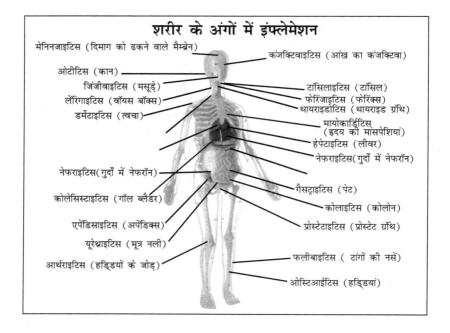

शरीर के अंगों में इंफ्लेमेशन

मेनिनजाइटिस (दिमाग को ढकने वाले मैम्ब्रेन)

ओटीटिस (कान)

जिंजीवाइटिस (मसूड़े)

लेरिंगाइटिस (वॉयस बॉक्स)

डर्मेटाइटिस (त्वचा)

नेफराइटिस(गुर्दों में नेफरॉन)

कोलेसिस्टाइटिस (गॉल ब्लैडर)

एपेंडिसाइटिस (अपेंडिक्स)

यूरेथ्राइटिस (मूत्र नली)

आर्थराइटिस (हड्डियों के जोड़)

कंजक्टिवाइटिस (आंख का कंजक्टिवा)

टांसिलाइटिस (टांसिल)

फेरिंजाइटिस (फेरिंक्स)

थायराइडोटिस (थायराइड ग्रंथि)

मायोकार्डीटिस (हृदय की मांसपेशियां)

हेपेटाइटिस (लीवर)

नेफराइटिस(गुर्दों में नेफरॉन)

गैस्ट्राइटिस (पेट)

कोलाइटिस (कोलोन)

प्रोस्टेटाइटिस (प्रोस्टेट ग्रंथि)

फ्लीबाइटिस (टांगों की नसें)

ओस्टिआईटिस (हड्डियां)

3. विभिन्न प्रकार के हारमोनल रोग

इंसुलिन हारमोन के उत्पादन में कमी या वृद्धि प्रत्यक्ष रूप से शरीर में अन्य हारमोनों के उत्पादन स्तर को भी प्रभावित करते हैं। फलस्वरूप अन्य हारमोन के उत्पादन में भी कमी या वृद्धि हो सकती है। ऐसा ही एक उदाहरण है: हाइपोथाइरोडिज्म और हाइपरथाइरोडिज्म। इसके कारण शरीर असामान्य स्थिति में पहुंच कर अपने सामान्य चयापचय की प्रक्रिया को पूरा नहीं कर पाता। जैसा कि आप एयरपोर्ट वाले उदाहरण में भी देख चुके हैं कि जब वहां आवाजाही करने वाली बसों की संख्या अधिक हो जाएगी तो अन्य गतिविधियां, जैसे जहाजों का उड़ना व उतरना तथा सामान का लाना-ले जाना आदि स्वयं प्रभावित होंगे। आप इंसुलिन के असामान्य उत्पादन को प्रत्यक्ष रूप से निम्नलिखित हारमोनल रोगों और विकृतियों से जोड़ सकते हैं।

1. पोलिसिस्टक ओवरी सिंड्रोम

2. लिंग में उत्थान संबंधी समस्या

3. वजन बढ़ना

4. उच्च रक्तचाप

5. अनिद्रा रोग

4. इंसुलिन का अधिक प्रवाह: मोटापे व मानिसक अव्यवस्था की ओर ले जाता है: इसुंलिन की अधिक मात्रा से वसा का जमाव बढ़ता है और आपके शरीर के वसा को तोड़ने नहीं देता, इस तरह आपका वजन बढ़ता चला जाता है। आपके शरीर के किस अंग में वसा का जमाव अधिक होगा, यह भी आपकी अनुवांशिकी पर निर्भर करता है। मेरे पास भारतीयों के लिए एक बुरी खबर भी है। भारतीयों में प्राय: पेट के आसपास मनुष्य के शरीर के मध्य भाग में वसा का जमाव अधिक होता है, पेट की वसा के इस आकार को सेब के आकार का शरीर मान सकते हैं जबकि यूरोपियन लोगों में जांघों व नितंबों के पास वसा का जमाव अधिक होता है जिससे नाशपाती का आकार दिखाई देता है। उसे पीयर शेप्ड बॉडी (नाशपाती के आकार वाला शरीर) कहते हैं। भारतीयों का शरीर जैसे कि सेब आकार, हृदय रोगों के लिए अधिक खतरा पैदा करता है। यदि मेडिकल लिहाज से कहें तो इस तरह की वसा 'विस्सरल फैट' कहलाती है और शरीर में कई प्रकार के सूजन के कारण पैदा करती है। जिनमें कई तरह के हृदय रोगों के अतिरिक्त मानसिक अव्यवस्था जैसे डामेंशिया तथा अल्जाइमर आदि भी शामिल हैं, इसे आप *ब्रिटिश मेडिकल जर्नल - 2008* तथा *जर्नल ऑफ डायबिटीज इन्वेस्टीगेशन - 2013* में प्रकाशित रिपोर्टों की मदद से समझ सकते हैं।

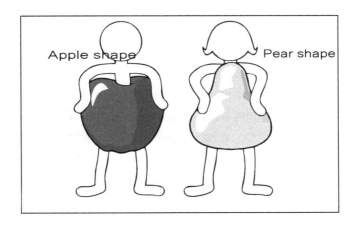

इंसुलिन के अत्यधिक उत्पादन तथा डिमेंशिया व अल्जाइमर जैसे रोगों में संबंध के कारण ऐसे ब्रेन डिसऑर्डर, डायबिटीज टाइप-3 कहलाने लगे हैं। यही कारण है कि यह भी पाया जा रहा है कि जब किसी रोगी के मधुमेह का इलाज किया जाता है तो अपने-आप उसके दिमाग से जुड़े मानसिक रोगों जैसे डिमेंशिया, अल्जाइमर या पार्किन्सन आदि के लक्षणों में भी सुधार आने लगता है। मेरे रोगियों में से एक श्री ओमप्रकाश मित्तल इसके जीते-जागते उदाहरण हैं। वे पिछले 20 साल से डायबिटीज के रोगी हैं और अभी तक दवाएं लेते आ रहे थे, जिनमें ग्लाईजिड (80 एम जी), नेबिस्टार (5 एम जी) और लोजार शामिल है। डायबिटीज की जटिलताओं के साथ-साथ उन्हें पार्किन्सन रोग भी हो गया था। इन दोनों रोगों के साथ-साथ बीपी व उच्च कॉलेस्ट्रॉल भी हो गया था और इस तरह उनकी गोलियां और अस्पताल के चक्कर बढ़ते चले गए। नतीजतन उन्हें अधिक मात्रा में मेडिकल बिल भरने पड़ते थे। मार्च 2014 में उन्हें डी1डी2 सी डाइट भोजन पर रखा गया (अध्याय सात में वर्णित)। वे केवल एक ही माह में उस डाइट प्लान को मात्र 70 % तक पालन करने के बावजूद न केवल रोग से मुक्त हुए, बल्कि उनके पार्किन्सन रोग के लक्षण भी समाप्त हो गए। यह बात तब स्पष्ट हुई, जब एच.डी.एफ.सी. बैंक की एनआईटी शाखा, फरीदाबाद ने उनका चैक रद्द कर दिया क्योंकि उनके हस्ताक्षर मेल नहीं खा रहे थे। दरअसल उनके नमूना हस्ताक्षर रोग के कारण कांपते हाथों से किए गए थे और वे हमेशा वैसे ही हस्ताक्षर करते आ रहे थे। अब जब रोग नहीं रहा तो उनके हाथों का कंपन थम गया जिस कारण नए हस्ताक्षर, पुराने हस्ताक्षरों से मेल नहीं खा रहे थे।

5. इंसुलिन उत्पादन के असामान्य होने के कारण कई अंग काम करना बंद कर देते हैं: हम पिछले बिंदु पर चर्चा करने के बाद जान चुके हैं कि रक्त के प्रवाह में इंसुलिन की अधिक मात्रा से शरीर में वसा का जमाव व सूजन हो जाते हैं, जिनसे एलडीएल तथा ट्राईग्लिसराईड के स्तर में वृद्धि हो जाती है। इसकी वजह से नलिकाओं की भीतरी परतों में माईक्रो-ब्लॉकेज (सूक्ष्म अवरोध) आ जाती है। इसके कारण हृदय रोगों व दिल के दौरे का खतरा कई गुना हो जाता है। आपके गुर्दों में पानी व नमक का जमाव होने लगता है, जिससे

रक्तचाप बढ़ता है, गुर्दे काम करना बंद कर देते हैं और जटिलता बढ़ने पर किडनी पूरी तरह से फेल हो जाती है। इस तरह वह रोगी अपने जीवन के कुछ अंतिम साल अस्पतालों व मेडीकल बिलों के बीच बिताता है क्योंकि डायलसिस जैसे अप्राकृतिक मेडीकल उपचारों की मदद लेनी होती है। इस तरह यह रोगी अस्पताल वालों के लिए प्रिय बन जाते हैं। जैसा कि आप जानते हैं कि ग्लूकोज या इंसुलिन की अधिक मात्रा, शरीर में कहीं भी धमनियों को नष्ट कर देती है, जिससे वह अंग नष्ट हो जाता है। इसके कारण होने वाली जटिलताओं की संक्षिप्त सूची में दिमाग के पक्षाघात, ग्लूकोमा तथा नेत्रहीनता आदि विशेष हैं।

6. पैंक्रियाटिक कैंसर

प्रोग्रामयुक्त मस्तिष्क, ब्लड ग्लूकोज का नियत होमियोस्टेसिस पाने के लिए, पैंक्रियाज की बीटा कोशिकाओं (इंसुलिन कारखाना) पर अतिरिक्त दबाव डालता है, बीटा कोशिकाएं रोगग्रस्त हो जाती हैं और इंसुलिन उत्पादन के योग्य नहीं रहतीं। इस तरह अग्नयाशय यानी पैंक्रियाज को बहुत हानि होती है, जिसमें बीटा कोशिकाएं पाई जाती हैं और इस तरह पैंक्रियाटिक कैंसर सामने आता है।

पैंक्रियाज को आदर्श लक्ष्य (100 एमजी/डीएल) के इंसुलिन उत्पादन के लिए दबाव डालने के अलावा दिमाग कुछ और तंत्रों को भी अत्यधिक ब्लडशुगर पर कार्य करने के लिए लगा सकता है, जो कि दीर्घकालीन रूप से हानिकारक ही होता है।

इसे समझने के लिए हमें एयरपोर्ट वाले उदाहरण पर वापिस जाना होगा। कल्पना करें कि वहां यात्रियों की संख्या (ब्लड ग्लूकोज) दो गुना से दस गुना तक बढ़ जाए तो क्या होगा? ऐसे यात्री एक-दूसरे पर गिरेंगे और ऐसे स्थानों पर चले जाएंगे, जहां उनके जाने की मनाही है। इस प्रकार वहां की कानून और व्यवस्था बिगड़ जाएगी या ठप्प हो जाएगी और एयरपोर्ट की सामान्य आवाजाही प्रभावित हो जाएगी।

शरीर के मामले में, ब्लड ग्लूकोज का आदर्श स्तर व लक्ष्य (100 एमजी/डीएल) बनाए रखने के लिए दिमाग संघर्ष करता है। इसका मतलब होगा कि इसे रक्त के प्रवाह में घुले अतिरिक्त ग्लूकोज को समाप्त करना होगा, जिसे

शरीर ने अपने स्व–भ्रामक तंत्र ग्लाइकेशन के माध्यम से पाया है, जहां प्रवाहित शुगर प्रोटीन के पास जमाव पैदा करती है और धमनियों व विभिन्न अंगों की दीवारों से चिपक जाती है। इससे एजीई (AGE) नामक केमीकल का उत्पादन होता है। जिसे *एडवांस ग्लाईकेशन एंड प्रोडक्ट* कहते हैं, जिसका वर्णन पहले हो चुका है।

ए.जी.ई की वजह से निम्नलिखित दुष्प्रभाव होते हैं।

1. बुढ़ापे की प्रक्रिया में वृद्धि के कारण चेहरे पर झुर्रियां
2. लाल रक्त कोशिकाओं पर शुगर की परत होने के कारण उन्हें नुकसान पहुँचाती हैं तथा वे आवागमन की क्षमता खो देती हैं, जिसके कारण अनेक रोग हो सकते हैं, जैसे– डायबिटीज, हृदय से जुड़े रोग, आर्थेरोसक्लेरोसिस, दिल का दौरा आदि। इसे आप विविध खनिज लवणों की कमी तथा ऑक्सीजन की कमी से भी जोड़ सकते हैं।
3. इसके कारण पुरुष प्रजनन अंगों की धमनियां कड़ी हो जाती हैं। इसके कारण नपुंसकता तथा लिंग संबंधी दोष उत्पन्न होते हैं।
4. इस एजीई (एडवांस ग्लाईकेशन एंड प्रोडक्ट) का शरीर की धमनियों में स्थित प्रोटीन की परतों सहित विविध अंगों की कोशिकाओं से भी संबंध है जिनमें किडनी, लीवर, मसूड़े, दांत, आंखें, जोड़ तथा मस्तिष्क शामिल हैं। यह मात्र संयोग नहीं है कि डायबिटीज के रोगी को प्रायः मोतियाबिंद, फैटी

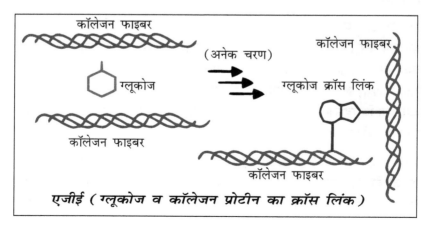

एजीई (ग्लूकोज व कॉलेजन प्रोटीन का क्रॉस लिंक)

लीवर तथा दांतों व मसूड़ों से जुड़ी अन्य समस्याएं भी रहती हैं। इस संबंध को आप मेरे रोगी श्री योगेश मित्तल के उदाहरण से अच्छी तरह समझ सकते हैं (अब वे मेरे मित्र तथा 'एंड ऑफ इलनेस प्रोग्राम' के प्रचारक हैं) उन्हें उनके दंतचिकित्सकों द्वारा चेतावनी दे दी गई थी कि उनके पास दांतों से जुड़ी समस्याओं के समाधान के लिए दांतों की सर्जरी के सिवा कोई विकल्प नहीं है फिर भले ही उन्हें सर्जरी के बाद पूरे तीन माह बाद तरल आहार पर रहना पड़ता और इसके अलावा अन्य जटिलताएं व पीड़ा भी सहन करनी पड़ती। उन्होंने अपनी सर्जरी के दिन अचानक मन बदला और अपनी पत्नी रचना मित्तल के आग्रह पर हमारे क्लीनिक में आने का निर्णय लिया। हमारे दल की दंतचिकित्सक तथा शोधकर्ता डॉक्टर इंदुप्रीत तथा प्रतीक्षा वत्स (रिसर्च टीम) ने व्हीट ग्रास की ओरल थेरेपी के साथ व्यक्तिगत डाइट के साथ उपचार दिया (कृपया अध्याय सात देखें)। श्री मित्तल तथा उनके दांतों के डॉक्टर भी यह देख कर हैरान रह गए कि डाइट थेरेपी के पालन के पहले ही सप्ताह में उनके मसूड़ों की परेशानी घट कर 50% तक आ गई और उनकी शुगर का स्तर (वे शुगर के रोगी भी थे) सामान्य हो गया और परिणामस्वरूप उन्होंने डायबिटीज की दवाओं का सेवन बंद कर दिया।

यहां मैं एक और तथ्य स्पष्ट कर देना चाहूंगा कि हो सकता है, हममें से अधिकतर लोगों में से उच्च व असामान्य मात्रा में कार्बोहाइड्रेट्स व शुगर तथा रिफाइंड फूड लेने के बावजूद, ब्लडशुगर की मात्रा सामान्य ही आए परंतु इसे देख कर यह नहीं मान लेना चाहिए कि वह व्यक्ति किसी भी तरह के रोग या जटिलता से मुक्त है। जैसा कि बताया जा चुका है कि दिमाग को अधिक इंसुलिन उत्पादन के लिए पैंक्रियाज पर दबाव डालना पड़ रहा हो या वह कोई विषैला रसायन एजीई उत्पादित कर रहा हो। इसकी वजह से कोशिकाओं में अत्यधिक शुगर का जमाव हो जाता है। कई लोगों को आंतों व कोलोन से जुड़ी समस्याएं हो सकती हैं, वे कब्ज, इरीटेबल बाउल सिंड्रोम व बवासीर आदि पाचन तंत्र संबंधी रोगों से ग्रस्त हो सकते हैं। जैसा कि सब इंस्पैक्टर सूबे सिंह के मामले में हुआ, वे हमारे क्लीनिक के पास की ग्रीनफील्ड-फरीदाबाद पुलिस चौकी पर तैनात थे। वे पूरी तरह फिट होने का दावा करते थे। बस वे

थोड़े से हाई बीपी तथा गंभीर कब्ज से परेशान थे। हालांकि उनकी ब्लड ग्लूकोज का स्तर सामान्य ही था परंतु अब आपको यह समझ जाना चाहिए कि यह व्यक्ति रिफाइंड शुगर/ कार्बोहाइड्रेट्स के सेवन का शिकार है। मैंने उसे केवल डाइट में बदलाव लाने व डी1डी2सी आहार लेने को कहा हालांकि इसमें भी कार्बोहाइड्रेट्स की उतनी ही मात्रा शामिल थी, जितनी वे पहले ले रहे थे परंतु अब यह साबुत भोज्य पदार्थों से थी-(अध्याय सात देखें) इसमें कोई आश्चर्य की बात नहीं कि चार ही दिन में कब्ज के लक्षण समाप्त हो गए और बीपी भी सामान्य स्तर पर आ गया। ठीक इसी तरह आप किडनी व गॉल ब्लैडर की पथरी के संबंध को पहचान सकते हैं, जहां शरीर अपने आदर्श लक्ष्य को बनाए रखने के लिए संघर्ष कर रहा है। एजीई की उपस्थिति सभी कार्यकारी कोशिकाओं को बाधित कर देती है, खासतौर पर किडनी प्रभावित होती है। शरीर अपने मेटाबॉलिज्म की योग्यता को खो देता है, जो भोजन से मिलने वाले कैल्शियम तथा कॉलेस्ट्रॉल पर काम करता है। नतीजन गॉल ब्लैडर व किडनी में कैल्शियम व कॉलेस्ट्रॉल का गहरा जमाव हो जाता है। इसके कारण ही हममें से कई लोगों के शरीर में पथरी हो जाती है। मुरादाबाद के श्री मनोज प्रजापति का मामला भी कुछ ऐसा ही था (वे एक लंबे अरसे से मेरे व्यावसायिक सहयोगी रहे हैं) उनके बीपी, ब्लड ग्लूकोज तथा बीएमआई आदि सामान्य स्तर में थे परंतु वे किडनी में बार-बार पथरी रोग से परेशान थे। जैसा कि आप जानते हैं कि किडनी से पथरी निकलवाने का ऑप्रेशन करवाने के दो साल के भीतर ही दोबारा पथरी बन जाती है। चूंकि सर्जरी से रोग की जड़ पर प्रहार नहीं होता इसलिए पथरी दोबारा बनती रहती है। इस प्रक्रिया में उन्होंने अपना बहुत-सा पैसा और सेहत गंवाए और फिर मेरे समझाने पर वे हमारे द्वारा सुझाए गई डाइट डी1डी2सी का पालन करने के लिए मान गए। जैसा कि हम आशा करते थे– तीन ही माह के भीतर, उनके शरीर के भीतर ही पथरी घुलने लगी और वे पथरी से छुटकारा पाने में सफल रहे।

सच कहा जाए तो सामान्यत: ली जाने वाली लोकप्रिय डाइट लेने वाले किसी भी व्यक्ति के लिए यह नहीं कहा जा सकता कि वह पूरी तरह से स्वस्थ है (अध्याय सात देखें)। हो सकता है कि अभी कोई रोग सामने न हो परंतु

अचानक ही कोई रोग अपना सिर उठा सकता है और आपको अपनी व्यस्त दिनचर्या से बाहर आकर आधुनिक सुपर स्पेशलिटी हॉस्पिटल में आने के लिए विवश कर सकता है, यह भी एक और जाल होगा जिसमें फंसकर या तो आपको रोग से प्राण देने होंगे या विषैली तथा अवैज्ञानिक (तीसरा अध्याय देखें) दवाओं व चतुर मेडीकल दखलंदाजी में फंसना होगा।

निष्कर्ष: अब पिछले एक दशक में मेडीकल विज्ञान ने यह समझना आरंभ कर दिया है कि किसी रोग को केवल एक ही मापदंड, जैसे हाई बीपी, प्रीडायबिटीज, मोटापा, हाई कॉलेस्ट्रॉल, हृदय रोग आदि से मापना पर्याप्त नहीं होगा बल्कि इनके साथ ही जीवनशैली से जुड़ी जटिलताएं जैसे हाइपरटेंशन, ग्लूकोज इन्टॉलरेंस, विससेरल मोटापा, डिसिलिपीडीमिया व अन्य मेटाबॉलिक असामान्यताएं भी हो सकती हैं, जिन्हें कुल मिलाकर मेटाबॉलिक सिंड्रोम का नाम दिया जा सकता है, जिसे ध्यान में रखना होगा। यह ध्यान देने योग्य बात है कि मेटाबॉलिक सिंड्रोम के सारे अध्ययनों ने निम्नलिखित पर विश्वसनीयता जताई है:

1. *नेशनल कॉलेस्ट्रॉल एजुकेशन प्रोग्राम (एनसीईपी) एडल्ट ट्रीटमेंट प्रोग्राम* III *(एटीपी- III) डायग्नोस्टिक क्राईटेरिया (2001)*
2. *विश्व स्वास्थ्य संगठन (WHO)(अल्बर्टी एंड जिम्मट 1998)*
3. *यूरोपियन ग्रुप ऑन इंसुलिन रेजिस्टेंस (ईजीआईआर) (बाल्कने एंड चार्ल्स 1999)*
4. *अमेरिकन एसोसिएशन ऑफ क्लीनिकल एंडोक्रीनोलॉजी (एएसीई) (इनहार्न रियावान, 2003)*
5. *इंटरनेशनल डायबिटीज फेडरेशन (आईडीएफ) (अल्बर्टी एंड जिम्मट 2008)*

कुछ अन्य रिसर्च ग्रुप ने जीवनशैली से जुड़े रोगों को डायबेसिटी या डाबिटीज टाइप 1.5 आदि का नाम दिया है। संदेश बिलकुल सादा है। अगर आप अपनी जीवनशैली तथा आहार में बदलाव द्वारा अपने शरीर का बोझ उतार कर, इसे

इसके 100 होमियोस्टेसिस लक्ष्य तक ले आते हैं तो कुछ ही दिन में सभी प्रकार के रोग जैसे कैंसर, हृदय रोग, मानसिक रोग, किडनी में खराबी तथा डायबिटीज टाइप 1 और 2 स्वयं ही ठीक हो जाएंगे। इस पुस्तक द्वारा इसी बात को पुन: बताने का प्रयास किया गया है कि *रोगों के सामान्य ज्ञान या समझ को कैसे समझें।*

अध्याय-3

एक वैज्ञानिक षड़यंत्र

30 जुलाई, 2014, एक आम मेडीकल केयर सेंटर की ओपीडी का एक दृश्य! पास के शहरों से आए रोगी अपनी मेडीकल रिपोर्टों के साथ बैठे थे और बेसब्री से अपनी बारी आने के इंतजार में थे। कुछ रोगी डाइट व चिकित्सा फॉर्म भरने में व्यस्त थे और कुछ डॉक्टर के चेंबर में जाने से पहले अपने रोग के इतिहास पर एक नजर डाल रहे थे। तभी डॉक्टर के बुलाने पर, पलवल के स्टेज 2 कैंसर रोगी श्री अरूण कुमार भीतर गए। उन्हें उनके पिता के बॉस ने इस मेडीकल सेंटर में सलाह लेने के लिए भेजा था। उनके साथ बैठे दो और रोगी किडनी डिस्फंक्शन की अलग-अलग स्टेज पर थे और अपनी बारी आने की प्रतीक्षा कर रहे थे। उनके साथ ही एक हृदयरोगी भी मौजूद थे, जो 100% ब्लॉकेज के साथ यह उम्मीद लेकर इस सेंटर में आए थे कि शायद उन्हें बाईपास सर्जरी न करवानी पड़े जबकि उन्हें बाईपास सर्जरी करवाने के लिए कहीं और जाने के लिए कहा गया था। सेंटर में दो किशोर भी थे जो डायबिटीज टाइप-1 के रोगी थे। उनमें से एक को उसके स्कूल टीचर की सिफारिश पर लाया गया था क्योंकि उनके ही स्कूल का एक अन्य छात्र, यहां डायबिटीज टाइप 1 से मुक्ति पा चुका था। कुछ भयंकर रूप से मोटापे से ग्रस्त रोगियों के अतिरिक्त, दमा व त्वचारोग से ग्रस्त रोगी भी आए हुए थे। इनके बीच दक्षिण दिल्ली से आई श्रीमती जया आचार्य (वूमन एवं चाइल्ड राइट्स एक्टिविस्ट) भी थीं। वह यह बताने के लिए आई थीं कि उन्हें इस सेंटर की सलाह व मार्गदर्शन से अपने कैंसर से मुक्ति पाने में मदद मिली है।

उनमें से अनेक रोगी एम्स (अखिल भारतीय चिकित्सा अनुसंधान संस्थान), गंगा राम अस्पताल, अपोलो आदि जाने-माने प्रतिष्ठित अस्पतालों में अपना इलाज करवा चुके थे और देश के अन्य अस्पतालों से जवाब मिलने के बाद ही,

इस मेडीकल सेंटर के पूर्व रोगियों की सिफारिश पर यहां तक आए थे। रोगियों की ऐसी विविधता देखकर आप सोच रहे होंगे कि यह कोई सुपर-डुपर स्पेशलिटी हॉस्पिटल होगा, जिसमें डॉक्टरों का एक पूरा दल भारी-भरकम डिग्रियों से भरी नेमप्लेट लगाए मौजूद होगा। उनके सफेद बाल, उनके अनुभव की झलकी दे रहे होंगे और वे निश्चित रूप से इन गंभीर रोगियों से परामर्श देने के बदले में अच्छी-खासी रकम भी ऐंठ रहे होंगे। अब आप आश्चर्यचकित होने के लिए तैयार हो जाएं, इस मेडीकल सेंटर की वास्तविकता आपकी कल्पना से बिलकुल परे है। यहां दिखाए गए ओपीडी कक्ष का दृश्य, मेरे फरीदाबाद स्थित क्लीनिक का है।

यहां मैं और मेरी टीम, रोगी के होमियोस्टेसिस(शरीर के भीतरी संतुलन) स्तर को वापिस लाने के लिए प्रयासरत हैं। अब आप पूर्व अध्यायों में जानकारी के आधार पर जान ही गए होंगे कि भले ही नपुंसकता हो या उच्च रक्तचाप, गठिया हो या कोई और जीवनशैली से जुड़ा रोग, यह सभी जटिलताएं तभी पनपती हैं, जब शरीर में शुगर होमियोस्टेसिस का संतुलन बिगड़ जाता है और हमारा शरीर उस संतुलन को बरकरार रखने की कोशिश करता है, जिसके कारण शरीर में अन्य जटिल अवस्थाएं पैदा हो जाती हैं।

मेरे पिछले चार वर्षीय क्लीनिकल अनुभवों के दौरान, अभी तक एक भी ऐसा रोगी देखने को नहीं मिला, जो जीवनशैली से जुड़े रोगों की सफल चिकित्सा न कर पाया हो।

रोगी से केवल यह अपेक्षा होती है कि वह अपने रोग के मूल कारण को जाने और उसमें अपने आहार तथा जीवनशैली में बदलाव लाने का दृढ़ संकल्प हो ताकि रोग के कारण तथा स्रोत को जानकर, रोग को जड़ से समाप्त किया जा सके। इसीलिए तो हमारा हेल्थ केयर सेंटर बहुत-सी शिक्षा, मार्गदर्शन व अनुकरणीय जानकारी देने में जुटा है जो कि हमारे रोगियों की चिकित्सा का प्रमुख अंग है।

शरीर के होमियोस्टेसिस की जानकारी देने के लिए प्रचलित मेडिकल शिक्षा की बजाए रोगी को व्यावहारिक समझ के द्वारा उसकी अवस्था व चिकित्सा का

ज्ञान दिया जाता है। ऐसा ही एक विचित्र मामला श्रीमती लता शर्मा (दिल्ली निवासी) का था, जो मेरे एक छात्र खेमराज शर्मा की माता हैं। वे पिछले पांच साल से एग्जीमा के गंभीर रोग से पीड़ित थीं। आयुर्वेदिक से लेकर, बतरा अस्पताल की एलोपैथिक चिकित्सा तथा एक प्रतिष्ठित क्लीनिक के होम्योपैथिक एवं एम्स के लंबे व थका देने वाले इलाज के बावजूद, वे रोग से मुक्ति नहीं पा सकी थीं। हमने उन्हें अपने सेंटर में यह समझाया कि शरीर के पास व्यर्थ पदार्थों को शरीर से बाहर निकालने के लिए पूरा तंत्र होता है और उनके मामले में यह प्रणाली सामान्य रूप से काम नहीं कर रही थी अत: उनका शरीर त्वचा के रास्ते उस गंदगी को बाहर निकाल रहा था ताकि उनकी वांछित होमियोस्टेसिस अवस्था सामान्य बनी रहे। त्वचारोगी को केवल यही बात समझनी होती है कि उनकी समस्या स्थानीय व बाहरी नहीं होती, हालांकि यह शरीर के केवल किसी एक हिस्से में दिखाई दे सकती है पर आपको पूरे शरीर में एक बदलाव देना होगा (आहार में बदलाव के साथ) ताकि शरीर व्यर्थ पदार्थों को बाहर निकालने वाले तंत्र को सुचारू कर सके और त्वचा को गंदगी निकालने का माध्यम न बनाए। यहां श्रीमती लता शर्मा, मुझसे मार्च 2013 में अपनी मेडीकल हिस्ट्री के साथ मिलीं। उनका पूरा शरीर, हाथ व टांगें रैशेज़ से ग्रस्त थे। होमियोस्टेसिस की अवधारणा को समझाने के बाद, उन्हें उनके द्वारा ली जा रही सभी दवाएं लेने से मना किया गया और फिर सूरज के प्रकाश में कुछ देर बैठने का भी परामर्श दिया गया। इसके साथ-साथ उन्होंने नया डाइट प्लान लेना आरंभ किया। 15 अगस्त, 2013 को, गुड़गांव में *ओम शांति रिट्रीट के हेल्थ ट्रेनिंग प्रोग्राम* के दौरान मेरी उनसे पुन: भेंट हुई। वहां वे मंच पर आईं और दर्शकों के साथ अपनी सफलता की कहानी बांटते हुए बताया कि उन्होंने किस तरह कुछ ही माह में अपने पांच साल पुराने रोग से मुक्ति पा ली।

मेरा दृढ़ विश्वास है कि स्वास्थ्य और कुछ नहीं, एक शिक्षा है। स्वस्थ रहना न केवल आपका अधिकार है बल्कि यह आपका दायित्व भी है। यहां इस सारी बात का दुखद पहलू यह है कि इंटरनेशनल डायबिटीज फेडरेशन (आईडीएफ) तथा अमेरिकन डायबिटीज एसोसिएशन(एडीए) जैसी संस्थाएं, जिन्हें लोगों के बीच स्वास्थ्य के प्रति जागरूकता फैलाने तथा स्वास्थ्य संबंधी शिक्षा देने का

काम सौंपा गया है, वे ही इसके ठीक विपरीत कार्य कर रही हैं।

मैं आपको इसका एक उदाहरण देना चाहता हूं-

1. यह वैज्ञानिक रूप से प्रमाणित तथ्य है कि बच्चों में डायबिटीज टाइप 1 केसिन (casein) नामक प्रोटीन के कारण होता है, जो गाय के दूध में पाया जाता है। सारी दुनिया में पाया गया है कि जिन बच्चों को अल्पायु से ही गाय के दूध पर जितना अधिक रखा जाता है, उनमें डायबिटीज टाइप 1 होने का खतरा उतना ही अधिक हो जाता है(अगले अध्याय में विस्तार से दिया गया है) और यह भी सब जानते हैं कि यदि डायबिटीज के रोगी के आहार में से जंतु उत्पाद व दूध को हटा दिया जाए तो इससे रोग की प्रगति थम जाती है और रोग से मुक्ति पाने में भी मदद मिलती है। (जैसा कि मैंने वीडियो डॉक्यूमेंट्री में दिखाया है)

   इसके विपरीत, इंटरनेशनल डायबिटीज फेडरेशन (आईडीएफ) अपने स्वास्थ्य शिक्षा कार्यक्रमों के दौरान अपने रोगियों को दूध तथा जंतु उत्पाद लेने के लिए प्रोत्साहित करती है।

2. सैंकड़ों शोधों द्वारा यह भी स्पष्ट हो गया है कि सारे कार्बोहाईड्रेट्स एक से नहीं होते। मिसाल के लिए, किसी रिफाइंड या पैक्ड कार्बोहाईड्रेट्स के 20 ग्राम को मेटाबोलाइज करने के लिए 2 यूनिट इंसुलिन की आवश्यकता होगी जबकि कच्ची सब्जियों से प्राप्त 20 ग्राम कार्बोहाईड्रेट्स स्रोत को मेटाबोलाइज करने के लिए 1 यूनिट इंसुलिन ही पर्याप्त होगा। इसका मतलब होगा कि हमें कार्बोहाईड्रेट्स का चुनाव भी सोच-समझ कर करना चाहिए ताकि उसके लिए अधिक इंसुलिन की आवश्यकता न हो।

इन दो उदाहरणों से पूरी तरह स्पष्ट है कि यह हेल्थ केयर संस्थान वास्तव में क्या मंशा रखते हैं। वास्तविकता में, अमेरिकन डायबिटीज एसोसिएशन तथा इंटरनेशनल डायबिटीज फेडरेशन डिजीज केयर व मैनेजमेंट एसोसिएशन हैं। जरा सोचें, यह संस्थान शक्तिशाली कैसे होंगे-

1. सारे संसार से डायबिटीज को मिटाकर?

या

2. हर व्यक्ति को डायबिटीज का रोगी बनाकर?

नि:संदेह यदि सारे संसार में डायबिटीज रोगियों की संख्या बढ़ जाए तो यह

आर्थिक रूप से मजबूत होंगे और शक्तिशाली बन जाएंगे। जिस दिन इस धरती से डायबिटीज का नाम मिट जाएगा, उस दिन इनका भी कोई अस्तित्व नहीं रहेगा। डायबिटीज से मुक्ति केवल कुछ ही दिन की प्रक्रिया है (जैसा कि डॉक्यूमेंट्री में दिखाया गया है) परंतु यह संगठन जनता व मेडीकल पाठ्यक्रम से इस सच्चाई को दूर रखने में भी सफल रहे हैं।

यह तो पूरी तरह से भ्रामक शिक्षा का उदाहरण है। मैं आपको मेडीकल भ्रांति का एक और उदाहरण देना चाहूंगा। यह कहा जाता है कि डायबिटीज टाइप 1 के रोगी के पैंक्रियाज़ की बीटा कोशिकाएं मर जाती हैं इसलिए शरीर इंसुलिन उत्पादन की क्षमता खो देता है और रोगी को आजीवन इंसुलिन के लिए बाहरी स्रोत पर निर्भर रहना होता है और इससे मुक्ति पाने का कोई उपाय नहीं है। *अमेरिकन डायबिटीज एसोसिएशन* ने ई-मेल के जरिए मेरे एक रोगी के पिता श्री जगजीत सिंह को यह जानकारी दी थी।

परंतु डायबिटीज टाइप 1 के मामले में सच्चाई यह है कि बीटा कोशिकाएं निष्क्रिय होकर, इंसुलिन का उत्पादन करना बंद कर देती हैं। यदि उन्हें उचित वातावरण दिया जाए तो यह फिर से सक्रिय होकर इंसुलिन उत्पादन के योग्य हो जाती हैं। आहार तथा जीवनशैली में बदलाव से आप बीटा कोशिकाओं को पुनः सक्रिय कर सकते हैं (जैसा कि अगले अध्याय में पढ़ेंगे) जिस प्रकार जगजीत सिंह के मामले में हुआ, जब उनके नौ वर्षीय डायबिटीज टाईप-1 से ग्रस्त बालक को मेरे क्लीनिक में लाया गया तो एक ही सप्ताह के भीतर, आहार व जीवनशैली परिवर्तन के उपरांत उसे इंसुलिन के बाहरी स्रोत लेने बंद करने पड़े क्योंकि शरीर स्वयं इंसुलिन का उत्पादन करने लगा था। सुखद आश्चर्य से भरपूर पिता ने मैक्स अस्पताल की डायबिटीज विशेषज्ञा डॉ. अंजू विरमानी को सूचित किया और अपने बेटे की रिपोर्ट दिखाई जो स्पष्ट रूप से कह रही थीं कि अब वह डायबिटीज टाइप-1 का रोगी नहीं रहा था। यहां दवाओं के प्रभाव में रहने वाले डॉक्टर ने यह कहकर रिपोर्ट को खारिज कर दिया कि वह अस्थायी प्रभाव था और रोगी के माता-पिता को यहां तक भी समझाना चाहा कि यह केवल दो दिन की चांदनी थी।

पारंपरिक डायबिटीज विशेषज्ञों को अनेक मेडीकल शब्द–जालों के साथ प्रशिक्षित किया जाता है, ताकि वे रोग से इस स्थायी मुक्ति को अस्थायी करार दे सकें और रोगी को एहसास दिला सकें कि उसका रोग फिर से लौट आएगा। वे रोगियों की निंदा करते हैं कि उन्होंने नया डाइट प्लान क्यों लिया, फिर भले ही वह डाइट प्लान मेडीकल रूप से प्रमाणित नतीजों के आधार पर बना हो, जो कि उनके अपने ही संस्थान ने प्रमाणित किए हों, जिसे कि वे सबसे अधिक प्रतिष्ठित व अधिकारिक मानते हैं। मैं एक स्वास्थ्य शोधकर्ता होने के नाते चुनौती देता हूं कि प्रतिवर्ष प्रतिष्ठित मेडीकल जर्नलों में प्रकाशित होने वाले रिसर्च में से कोई पक्षपात से रहित वैज्ञानिक साक्ष्य खोजकर दिखाएं। ऐसा करने के लिए एक तरीका यह हो सकता है कि उन शोध परिणामों को खारिज कर दिया जाए, जो किसी दवा कंपनी से प्रायोजित हों क्योंकि उन्हें वाणिज्यिक रूप से यही प्रमाणित करना होता है कि उक्त उत्पाद उनके रोगियों के लिए लाभदायक होगा।

अगर आप एक कदम और आगे जाना चाहें तो आपको एहसास होगा कि विविध मेडीकल संस्थानों में भी, आपस में निष्कर्षों का भ्रामक अंतर रहता है।

जैसा कि मेरे एक रोगी श्री जे. के. पॉल के उदाहरण से स्पष्ट है। वे बांग्लादेश में सुप्रीम कोर्ट के वकील हैं। एक दिन उन्होंने मेरे ऑफिस में आकर कहा, 'डॉक्टर! जब भी मैं भारत आता हूं तो टेस्ट के बाद पता चलता है कि मैं डायबिटीज की प्रारंभिक अवस्था में हूं जबकि मैं बांग्लादेश वापिस जाता हूं तो मेरा ब्लड ग्लूकोज का स्तर सामान्य ही आता है।' आपको यह पहेली सुलझाने के लिए उन दो प्रामाणिक संस्थानों द्वारा तय किए गए मापदंडों पर नज़र डालनी होगी, जो इस विषय में कार्यरत हैं - डब्लयूएचओ (WHO) तथा एडीए। बांग्लादेश में ज्यादातर विश्व स्वास्थ्य संगठन (डब्लयूएचओ) के मापदंड अपनाए जाते हैं जबकि भारत में एडीए के मापदंडों को अधिक मान दिया जाता है। एडीए के मापदंडों के अधीन आने पर अधिक से अधिक लोग डायबिटीज के रोगी करार हो जाते हैं क्योंकि एडीए के मापदंड अधिक संकीर्ण हैं। इसी तरह की समस्या मेरे एक और अप्रवासी भारतीय रोगी की भी है। श्रीमान विनय

दुबई से हैं और कैंसर से पीड़ित हैं और हमारे डाइट प्लान के अनुसार चल रहे हैं हालांकि उनमें इस रोग के कोई लक्षण नहीं हैं परंतु दुबई में रोग के परिणाम तथा भारत में रोग के परिणामों का अंतर उन्हें भ्रमित कर देता है। ठीक इसी तरह जब रोगी कनाडा, यूके व यूएसए में अपनी डायबिटीज की जांच करवाते हैं तो उन्हें अलग-अलग नतीजे देखने को मिलते हैं। इसका मतलब तो यह हुआ कि आप डायबिटीज के रोगी हैं या नहीं, इस बात का निर्धारण आप के अनुसार नहीं बल्कि उस स्थान के आधार पर होगा, जहां आप रह रहे हैं। क्या आपको लगता है कि इसी भ्रम के बीच आप कभी अपना सही इलाज करवा सकेंगे? इस भ्रम ने वर्तमान मेडीकल विज्ञान तथा इसके अभ्यास पर एक सवालिया निशान लगा दिया है। हम एक और उदाहरण से अपनी बात समझाना चाहेंगे। हमने अपनी 24 घंटे की 'एक दिवसीय डायबिटिज रिवर्सल प्रोग्राम' डॉक्यूमेंट्री शूटिंग के दौरान अपने प्रतिभागियों से आग्रह किया वे अपने ग्लूकोमीटर लेकर आएं। डॉक्टर लाल पैथ लैब के अलावा, उन्हें अपने ग्लूकोमीटर से भी अपनी ब्लड शुगर का स्तर मापना था। उन्हें यह देखकर आश्चर्य हुआ कि लाल पैथलैब से जो नतीजे आए थे, वे उनके मीटरों के साथ 10 से 20% तक अलग थे और यहां तक कि अलग-अलग ब्रांड भी एक ही रोगी के लिए अलग-अलग नतीजे दे रहे थे। जिन रोगियों के पास डॉक्टर मोरपैन के बने ग्लूकोमीटर थे, उनकी रीडिंग लैब के नतीजों से 10% अधिक थी और एक्यूचैक के ग्लूकोमीटर में रीडिंग का यह अंतर बीस% तक था। निदान का यह क्षेत्र कई तरह की धारणाओं, भ्रमों व रहस्यों से भरा है। ऐसे ही मानसिक रोगियों का मामला भी अद्‌भुत है। एक ही प्रकार के मानसिक लक्षणों वाला एक रोगी, यूएसए में सीजोफ्रीनिया का रोगी घोषित किया जा सकता है और वही रोगी उन लक्षणों के साथ ब्रिटेन में बाइपोलर रोगी कहलाएगा और ऑस्ट्रेलियन डॉक्टर उसे अवसाद का रोगी कहेगा। मैंटल डिसऑर्डर के लिए बने *डायग्नोस्टिक एंड स्टेटिसस्टिकल मैनुएल (डीएसएम 5)* के लांच के समय यह बात पूरी तरह से साफ हो गई। इसे पिछले साल, 22 मार्च, 2013 को लांच किया गया और मैंटल डिसऑर्डर से जुड़ी अनेक संस्थाओं की ओर से भारी विवाद हुआ, जिनमें *इंटरनेशनल कंसोरटियम ऑफ ह्यूमन जीनोम* भी शामिल है। जिस डीएसएम 5 को सारे विश्व के मनोचिकित्सक अपने लिए बाइबिल से कम नहीं मानते। उसे

अपने ताजे संस्करण में इस विसंगति को शामिल करना चाहिए था परंतु इसका अर्थ यह होता कि सारा पिछला ज्ञान, जानकारी तथा मनोचिकित्सकों द्वारा सीखा गया उपचार प्रोटोकॉल भी झूठा व अप्रचलित हो जाता जो कि व्यावसायिक रूप से हानिप्रद सौदा है, फिर भले ही उससे मनोरोगियों को ज्यादा लाभ क्यों न हो रहा हो।

जरा रोगियों के भाग्य की कल्पना करें; इन तीनों ही रोगों में चिकित्सा का तरीका व दवाएं बिलकुल अलग हैं। क्या आप एक रोगी या रोगी के शुभचिंतक होने के नाते, ऐसे अनिश्चित मापदंडों वाले व्याावसायिक विज्ञान पर विश्वास कर सकते हैं? यह तो एक भूल सुधार विधि हो गई, जिसे हम तुक्का मारने वाली विधि भी कह सकते हैं। हो सकता है कि यही वजह है कि डॉक्टर सारी जिंदगी अपने पेशे को प्रेक्टिस का ही नाम देते आए हैं। केवल समय ही बताएगा कि सारा संसार कब इस चिकित्सा विज्ञान को स्पष्टतः समझ पाएगा और इसकी पारंपरिक व्यापारिक पकड़ से छूट पाएगा। चलो, अब हम अपने चिकित्सा विज्ञान के मूल विषय पर वापिस चलते हैं।

आइए, आपको लोकप्रिय डायबिटीज **75 ग्राम ओरल ग्लूकोज टॉलरेंस टेस्ट ओजीटीटी (OGTT)** के विज्ञान के बारे में समझाएं

कल्पना करें कि दो रोगी एक ही आयु वर्ग (50 साल) के हैं, उनकी इंपेयर्ड फास्टिंग ग्लूकोज 170 एमजी/डीएल है और दोनों पुरुष ही हैं। पर मान लेते हैं कि 'रोगी अ' का वजन 45 किलो तथा 'रोगी ब' का वजन 90 किलो है।

पिछले अध्याय की जानकारी से यह साफ है कि जब कोई दो रोगी मुख के रास्ते 75 ग्राम ग्लूकोज लेंगे तो वह दोनों रोगियों में अलग-अलग तरह से मेटाबोलाइज होगा, जो कि कई कारकों पर निर्भर करता है और इसमें शरीर में रक्त की मात्रा भी शामिल है। हो सकता है कि 'रोगी अ' के शरीर में चार लीटर रक्त की मात्रा हो और 'रोगी ब' के शरीर में रक्त की मात्रा छह लीटर हो। निश्चित रूप से जिसके शरीर में रक्त अधिक प्रवाहित होगा, उस पर 75 ग्राम ग्लूकोज को मेटाबोलाइज करने का भार कम होगा और वह दूसरे रोगी की तुलना में अपने ब्लड ग्लूकोज के स्तर को सामान्य रूप में जल्दी ला सकेगा, अगर बाकी सारे अन्य कारक सामान्य हैं। ऐसे कम विश्वसनीय निदानात्मक

साधनों के चलते नादान रोगी दवाओं, इलाज, चिकित्सा व अस्पतालों के दुष्चक्र में फंस जाते हैं और उन्हें औसतन प्रतिवर्ष 50,000 रुपये इसी कार्य के लिए व्यय करने पड़ते हैं। अब कल्पना करें कि डायबिटीज के मामले में भारत दूसरे नंबर पर है। आईडीएफ के 2014 आंकड़ों के अनुसार यहां 6.5 करोड़ मधुमेह रोगी हैं। विज्ञान तथा वाणिज्य के इस विषाक्त मेल के कारण ही भारत में स्वास्थ्य व संपदा के साथ खेल हो रहा है। अब जरा इन तीन उदाहरणों पर ध्यान दें:

पहला मामला: वर्ष 2009 में तत्कालीन स्वास्थ्य मंत्री ने एक विशाल डायबिटीज निदानात्मक कार्यक्रम चलाया, जिसमें दो करोड़ भारतीय शामिल किए गए। अगर आप इस व्यर्थ की विशाल राष्ट्रीय स्तर पर चलाई गई परियोजना के व्यय का अनुमान लगाना चाहें तो आपको ग्लूकोमीटर, जांच स्ट्रिप, स्वयंसेवकों के प्रशिक्षण की व्यवस्था, आवागमन के व्यय तथा रिकॉर्डों की जांच आदि को जोड़ना होगा। जबकि इस कार्यक्रम का कोई निष्कर्ष ही नहीं रहा।

दूसरा मामला: देश के सरकारी स्कूलों में, बच्चों को जबरन आयरन व फॉलिक एसिड की गोलियां खिलाने का मामला। सरकार ने जनस्वास्थ्य परियोजना के तहत इसे बड़ी मुस्तैदी से निभाया। हालांकि इसे प्रतिष्ठित माने जाने वाले 'कोक्रेन डाटाबेस –2011' द्वारा स्कूली बच्चों की सेहत के लिए हानिकारक व विषाक्त घोषित कर दिया गया था।

क्या आप मात्र किसी एक पोषक तत्व वाले फल या सब्जी की कल्पना कर सकते हैं? संतरे का ही उदाहरण लें। यह केवल विटामिन 'सी' का ही स्रोत नहीं है बल्कि इसके साथ ही सौ से भी ज्यादा विविध पोषक तत्व पाए जाते हैं, जिनमें विटामिन व खनिज लवण आदि शामिल हैं। एक पोषक तत्व के साथ दूसरे पोषक तत्व का मेल, प्रत्येक पोषक तत्व के शरीर के अंदर मेटाबोलाइज होने की प्रक्रिया में खास भूमिका निभाता है। अगर आप केवल एक ही पोषक तत्व देते हैं तो जैसा कि फॉलिक एसिड व आयरन की गोलियों के संबंध में हुआ, शरीर उसे अवशोषित नहीं कर सकेगा और वह व्यर्थ के विषाक्त पदार्थ के रूप में शरीर में जमा रहेगा, तंत्र के चालन में बाधा देगा और शरीर के लिए होमियोस्टेसिस को बनाए रखने की चुनौती खड़ी कर देगा। मेरी समझ के

अनुसार तो सरकारी स्कूलों में बच्चों को आयरन व फॉलिक एसिड की गोलियां देने का उद्देश्य यही रहा होगा कि बच्चों को डायबिटीज व इससे जुड़े अन्य रोगों के भावी रोगियों में बदल दिया जाए और मुनाफा कमाने की सोच रखने वाली दवा कंपनियों के ग्राहकों की संख्या बढ़ा दी जाए।

तीसरा मामला: 2011 से फ्रांस व जर्मनी सहित अनेक देशों में एंटी डायबिटिक दवा पिओग्लिटाजोन के उपयोग पर प्रतिबंध है क्योंकि यह ब्लैडर कैंसर को जन्म देती है। भारत में, सरकार ने 12 जून, 2013 को इस पर पाबंदी लगाई पर दवा कंपनियों के दबाव के चलते, 31 जुलाई, 2013 को यह पाबंदी हटा दी गई। वर्तमान में, भारत में इस दवा को लेने वाले रोगियों की संख्या अनुमानत: 30 लाख के करीब है और उनमें इसके अनेक अपेक्षित दुष्प्रभाव यानी ब्लैडर कैंसर को झेल भी रहे हैं। यह तो साफ है कि हेल्थ केयर तंत्र रोगियों के लिए नहीं बल्कि मुनाफा कमाने के लिए चलाया जा रहा है। हमारे देश में हर माह मेटाफार्मिन नामक दवा की खपत 100 करोड़ के लगभग है। आप इसी से अनुमान लगा सकते हैं कि भारत में डायबिटीज दवा उद्योग कितना बड़ा होगा। (मई 2014 में इस दवा की बिक्री 104 करोड़ तक गई थी।)

पैसा किस तरह सरकार की निर्णय लेने की क्षमता, डॉक्टरों की दवा के बारे में समझ तथा शरीर पर पड़ने वाले दुष्प्रभावों व तथ्यों को छिपाने की सोच को प्रभावित कर सकता है। इसके लिए आपको *रोजग्लिटाजोन* के उदाहरण को समझना होगा, जिसे 1999 में *जीएसके* कंपनी द्वारा बाजार में उतारा गया था।

(ग्लैक्सोस्मिथक्लाइन)जीएसके ने 1999 में रोजग्लिटाजोन को बाजार में उतारा

↓

उत्तरी केरोलिना विश्वविद्यालय के डॉक्टर जॉन बोस ने रिपोर्ट की कि यह दवा लेने वाले रोगियों में हृदय से जुड़ी समस्याएं बढ़ रही थीं।

↓

(ग्लैक्सोस्मिथक्लाइन)जीएसके ने डॉक्टर जॉन बोस से सीधा संपर्क किया और उन्हें चुप करवा दिया गया।

⬇

2003 में विश्व स्वास्थ्य संगठन की उपसुला ड्रग मॉनीटरिंग ग्रुप ने (ग्लैक्सोस्मिथक्लाइन)जीएसके से संपर्क किया और दवा का सेवन करने वाले रोगियों की रिपोर्ट दिखाई, जिनमें हृदय रोगों की समस्याएं बढ़ रही थीं।

⬇

(ग्लैक्सोस्मिथक्लाइन)जीएसके ने अपनी दवा को सुरक्षित बताते हुए झूठे तथा भ्रामक दावे किए और यह भी कहा कि इससे हृदय रोगों में भी सुधार होता था जबकि एफडीए का कहना था कि वह दवा हृदय के लिए खतरे का कारण थी।

⬇

वर्ष 2006 व 2007 के बीच एफ.डी.ए ने (ग्लैक्सोस्मिथक्लाइन)जीएसके से प्राप्त सारे आंतरिक मेटा विश्लेषण के नतीजों पर रोक लगा दी। जो इस बात की पुष्टि कर रहे थे कि इस दवा का सेवन करने वालों में कार्डियोवास्कुलर रोग बढ़ रहे थे।

⬇

वर्ष 2007 में, प्रोफेसर स्टीव निशान तथा सहकर्मियों ने एक लैंडमार्क मेटा विश्लेषण प्रकाशित किया। इसने दिखाया कि रोजीग्लिटाजोन का सेवन करने वाले रोगियों में हृदय रोगों का खतरा 43 % तक बढ़ जाता था।

⬇

वर्ष 2010 में, जब सारी दुनिया से इस दवा के सेवन से जुड़ी खराब रिपोर्टें आने लगीं तो रोजीग्लिटाजोन पर पाबंदी लगा दी गई।

इन घटनाओं के इस क्रम में, दवा के लांच के साथ ही यह भी साफ हो गया था कि यह दवा रोगियों की सेहत को हानि पहुंचा रही है, परंतु जीएसके रिश्वत और मेजबानी के साथ डॉक्टरों का मुंह बंद करवाती रही। डाक्टरों को मीटिंगों में हिस्सा लेने व दवा के पक्ष में बोलने के लिए लाखों डॉलर दिए गए। न्यायपालिका ने ऐसे डॉक्टरों को कंपनियों के बिक्री प्रतिनिधि कहा है तथा

सलाहकार समितियां बनाने के झूठे स्वांग और मेडीकल शिक्षा प्रदान करने के कार्यक्रमों के दिखावे पर शर्मनाक होने की टिप्पणी की है। अंत में 2012 में जीएसके को दोषी पाया गया और 3 बिलियन डॉलर का जुर्माना लगाया गया परंतु जीएसके अब भी फायदे में था क्योंकि इस सारे घोटाले में उसने अपनी दवा की बिक्री से दस बिलियन डॉलर कमा लिए थे।

जब अंतत: विज्ञान पर वाणिज्य की जीत होती है तो इसमें केवल निर्दोष रोगी की ही हानि होती है। यह सब जानने के बाद आप एक रोगी या रोगी के शुभचिंतक होने के नाते इस भ्रम में होंगे कि इन दवाओं की चिकित्सा को स्वीकार करें या नहीं? जैसा कि आप जानते हैं कि मधुमेह के रोगी के लिए दिल के रोगों, पक्षाघात, किडनी के रोग, पैर और टांगों में रक्त के प्रवाह में बाधा, स्नायु हानि, दृष्टि-दोष आदि का खतरा बढ़ जाता है। डॉक्टर बहुत ही आक्रामक रूप से ब्लडशुगर को नियंत्रित करने की चेष्टा करते हैं और इसी प्रक्रिया में वे बहुत-सी दवाएं लिख देते हैं ताकि मधुमेह रोग की जटिलताओं को रोका जा सके। परंतु सच्चाई यह है कि ब्लडशुगर घटाने के लिए बहुत-सी दवाएं ले रहे रोगी, दूसरे मधुमेह रोगियों की तुलना में कम स्वास्थ्य लाभ पाते हैं तथा शीघ्र ही प्राण त्याग देते हैं। एक विशाल अध्ययन; जिसे एकॉर्ड (एक्शन टू कंट्रोल कार्डियोवास्कुलर रिस्क इन डायबिटीज) का नाम दिया है; में कई सालों में हजारों रोगियों को शामिल किया गया और दवा के साथ कड़े नियंत्रण के प्रभावों का प्रदर्शन किया जाना था, परंतु यह उस तरह से कारगर नहीं रहा। इसके नतीजों ने मेडीकल समुदाय के मर्म पर प्रहार किया। इस पुस्तक के लेखन के दौरान, अब भी अनेक डायबिटीज विशेषज्ञ एकॉर्ड ट्रायल के अनापेक्षित व निराशाजनक परिणामों को देखकर आश्चर्य से सिर हिला रहे हैं। सटीक साक्ष्यों के बावजूद, आईडीएफ ब्लड शुगर के स्तर को घटाने के लिए कहीं अधिक आक्रामक ड्रग थेरेपी लेने की सलाह देती है और ऐसा पहली बार नहीं हो रहा है, जब इस थेरेपी के खिलाफ नतीजे सामने आए हों।

40 साल पहले, जब मेडीकल विज्ञान बहुत अधिक व्यावसायिक नहीं हुआ था तो *यूजीडीपी (यूनिवर्सिटी ग्रुप डायबिटीज प्रोग्राम)* नामक एक विशाल अध्ययन किया गया था। इसने भी मेडिकल समुदाय को चौंकाकर रख दिया था। इसने बताया कि जिन डायबिटीज रोगियों का इलाज दवाओं से किया जाता है, वे दवाओं की बजाए केवल आहार के आधार पर अपने रोग की चिकित्सा करने वाले रोगियों की तुलना में, दिल के दौरों से अधिक संख्या में मृत्यु को प्राप्त होते हैं।

तो डायबिटीज के क्षेत्र में एक शोधकर्ता होने के नाते, मैं आपको कह सकता हूं कि प्राकृतिक रूप से अपने शरीर के होमियोस्टेसिस को सामान्य अवस्था में लाना कहीं अधिक महत्व रखता है और शरीर को कोई दवा भी नहीं देनी होती और कुछ घंटों से लेकर कुछ दिनों के भीतर ही आप स्वयं को *3 'डी'* से छुटकारा दिला सकते हैं अर्थात *डायबिटीज, ड्रग्स और डॉक्टर!*

अध्याय- 4

रोगमुक्ति का सच - सैबोटाज्ड

7 जुलाई, 2014 का दिन, स्थान था दुनिया के सबसे खूबसूरत स्थानों में से एक, वांग ताओ आईलैंड ! 10,000 से अधिक दर्शक एक विशेष आयोजन के लिए एकत्र हो रहे थे। अनेक अंतर्राष्ट्रीय रूप से विख्यात रॉक स्टार बैंड व कलाकार आदि इस महान समारोह के आरंभ होने की प्रतीक्षा में थे। यह वे क्षण थे, जब स्वादिष्ट सी-फूड (sea food) से सजी एक विशालतम मेज का प्रदर्शन होने जा रहा था। 777 मीटर लंबी विशाल मेज और वहां बैठकर खाना, अपने-आप में किसी उपलब्धि से कम न था। एक हजार कंट्री कार्ड होल्डर (अनुमानत: प्रत्येक कार्ड की कीमत 100 डॉलर) के अलावा अंतर्राष्ट्रीय मीडिया दल, पेप्सी कंपनी के अधिकारी; जो यह इवेंट करवा रहे थे; उपस्थित थे। वे सभी समारोह के आरंभ होने की प्रतीक्षा में थे। अंतत: कार्यक्रमानुसार काली मर्सिडीज बेंज ई-क्लास में मुख्य अतिथि पधारे। लड़कियों ने भीनी सी मुस्कान दी व फूलों के साथ उनका स्वागत किया और जब मैंने कार से उतरकर आसपास नज़र दौड़ाई तो मैं जान गया कि यह प्राकृतिक सुंदरता तथा मनुष्य की रचनात्मकता का एक सटीक मेल था। 'एशिया बुक ऑफ रिकॉर्ड्स' के प्रमुख संपादक तथा इवेंट के मुख्य अतिथि के रूप में, मुझे पेप्सी कंपनी लिमिटेड द्वारा सजाई गई उस 777 मीटर की विशाल मेज को जांच के बाद प्रमाणित करना था, जिसे कंपनी अपने ठंडे पेय पदार्थ की बोतलों तथा 7-अप केन्स के प्रचार के लिए करवा रही थी। मैंने एक अधिकारी से पूछा कि जो ब्रांड पहले से ही पूरी दुनिया में इतना जाना-माना है, उसके प्रचार के लिए इतना व्यय क्यों किया जा रहा है? यहां उन्होंने जो जवाब दिया, उसमें ही मनुष्य की प्रकृति की कुंजी छिपी है। मनुष्य का मस्तिष्क जो जानता है, उससे प्रेरित नहीं होता परंतु उससे प्रेरित होता है, जो इसे बार-बार दिखाया जाता है या

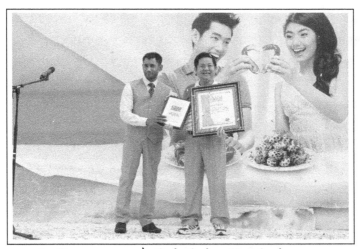

डा. बिस्वरूप राय चौधरी पेप्सीको अधिकारी के साथ

जिसका यह अनुभव करता है। आपका मस्तिष्क तर्क या बुद्धि की बजाए बार-बार देखी व सुनी गई बातों पर अधिक भरोसा करता है। मैं सिंगापुर से आगे की उड़ान के लिए प्रतीक्षा करते हुए, एयरपोर्ट पर बैठा यह सब लिख रहा था और तभी मैंने कुछ ताजे फल खरीदने की सोची। मुझे वहां स्थापित पूछताछ कक्ष से यह जानकर आश्चर्य हुआ कि पांच किलोमीटर लंबे एयरपोर्ट पर, जहां एक से एक शॉपिंग लाउंज भरे हुए थे, वहां पर फलों की एक भी दुकान के लिए स्थान नहीं था। ऐसा दुनिया के सबसे आधुनिक व विशाल एयरपोर्ट का ही हाल नहीं है अपितु दुनिया की सबसे पवित्र व पारंपरिक तीर्थ हरिद्वार में भी ऐसा ही अनुभव हुआ। जहां हम डायनेमिक मेमोरी, माइंड बॉडी पर छह दिवसीय सेमीनार आयोजित करने के लिए गए हुए थे। हालांकि मैं शहर की सबसे बेहतर लोकेशन में रह रहा था। वह गंगा नदी के समीप ही था, जहां पूरी दुनिया से तीर्थयात्री आते हैं। परंतु मुझे अपने व अपने परिवार (जिसमें मेरी एक वर्षीया पुत्री आइवी भी शामिल है) के लिए, ताजे फल लाने के लिए तकरीबन दो किलोमीटर दूर तक जाना पड़ता था। मैंने अपने जीवन का अधिकांश भाग मनुष्य की माइंड व मेमोरी के अध्ययन में बिताया है (मैं इस विषय पर 25 पुस्तकें लिख चुका हूं।) इसलिए मैं जानता हूं कि मेरी पुत्री उन सब बातों से

उतना अधिक प्रभावित व प्रेरित नहीं होगी, जो मैं उसे उसकी उम्र के साथ पढ़ाता व सिखाता हूं बल्कि वह उन सभी अनुभवों से प्रभावित व शिक्षित होगी, जिन्हें वह अपने आसपास निरंतर अनुभव करती है– मनुष्य का मस्तिष्क इसी तरह कार्य करता है। अगर हमारे मस्तिष्क को बार-बार झूठ को सच बताने के लिए उकसाया जाए या बताया जाए तो मस्तिष्क अपनी तर्कशक्ति व विश्लेषक बुद्धि को दरकिनार कर देता है। मनुष्य के मस्तिष्क के इस व्यवहार को विज्ञापन उद्योग जगत के लोग एक महत्वपूर्ण भूमिका के रूप में (उत्पाद का शायद उतना वास्तविक लाभ नहीं होता) स्वास्थ्य संबंधित उत्पादों को बेचने में प्रयुक्त करते हैं, फिर भले ही वे स्वास्थ्य के लिए दुष्प्रभाव वाले ही क्यों न हों। उदाहरण के रूप में, कॉम्पलान का विज्ञापन लें, जहां प्रचार किया जाता है कि कॉम्पलान पीने वाले बच्चे, कॉम्पलान न पीने वाले बच्चों की तुलना में दो गुना ज्यादा बढ़ते हैं। आगामी अध्यायों में इन सभी तथ्यों द्वारा आपके मस्तिष्क को इन वर्तमान व्यवहारिक आहार-विज्ञान के व्यापारीकरण के प्रभाव से बाहर आने के लिए समझाया गया है।

यहां आप अपनी जीवनशैली से जुड़े रोगों के हल के लिए एक सादा, शक्तिशाली, व्यावहारिक, वैज्ञानिक रूप से प्रामाणिक, किफायत तथा दर्दरहित (कड़वी दवाओं व ऑप्रेशनों के दर्द से कहीं परे), लंबे समय तक कारगर समाधान पाने जा रहे हैं, जिसमें डायबिटीज टाइप 1 और 2 भी शामिल हैं, जिनके लिए आप पहले ही इतना पैसा व्यय कर चुके हैं, जो कि वर्ल्ड बैंक के आंकड़ों से स्पष्ट है। वर्ल्ड बैंक के अनुसार भारत में हर चौथे परिवार को जीवन में कभी न कभी उधार लेना पड़ता है या अपना कोई सामान या संपत्ति बेचनी पड़ती है। जीवनशैली से जुड़े रोगों की चिकित्सा का प्रबंध करने के लिए प्रतिवर्ष लगभग आठ करोड़ लोग, जीवनशैली से जुड़े रोगों के बोझ तले दबकर, निर्धनता की सीमा रेखा से नीचे चले जाते हैं। मनुष्यजाति के इस संकट के बावजूद अभी तक कोई वैज्ञानिक रूप से विश्वसनीय तथा किफायती समाधान नहीं दिया जा सका, जिसे आम जनता सहज भाव से अपना सके। मैं आपको पहले भी बता चुका हूं कि मनुष्य का मस्तिष्क तर्क, सत्य व बुद्धि की बजाए आसपास की वस्तुओं व लोकप्रिय दृश्यों से कहीं अधिक प्रभावित होता है। परंतु कुछ नया, जो हमारे आसपास में ज्यादा चर्चित न हो, उसे अपनाने के लिए

साहस व संकल्पशक्ति की आवश्यकता होती है। एक लीडर की यही भूमिका होनी चाहिए। मैं आज आपको एक बार फिर से लीडर बनने के लिए आमंत्रित करता हूं (हम मान लेते हैं कि आप पहले भी एक नेता की भूमिका निभा चुके हैं)। इसका मतलब होगा कि आपको कोई एक नए परिणाम के लिए अपने दिमाग को खुला रखना होगा और पिछली सीमित सोच व धारणा से ऊंचा उठना होगा। आइए, अब हम सकारात्मक मानसिकता के साथ डायबिटीज की उलझन को सुलझाएं।

कल्पना करें कि एक व्यक्ति चाबी से एक दरवाजे पर लगे ताले को खोलने की कोशिश कर रहा है परंतु ऐसा कर नहीं पा रहा। इसके क्या कारण हो सकते हैं, उनकी एक संभावित सूची तैयार करें:

1. वह गलत चाबी का प्रयोग कर रहा हो।

2. हो सकता कि चाबी खराब हो गई हो या टूट गई हो।

3. ताला खराब हो गया हो।

4. ताले के छेद में कुछ फंस गया हो।

5. हो सकता है कि उसे ताला खोलना न आता हो।

हो सकता है कि सभी बातों का थोड़ा बहुत प्रभाव ही हो रहा हो। अगर ताला नहीं खुल रहा है तो आपको इन पांचों कारणों पर ध्यान देना होगा। डायबिटीज टाइप 1 और 2 के लिए भी ऐसी ही एक कोशिश सही है।

यहां हमें समझना होगा कि हम 50 ट्रिलियन कोशिकाओं के मेल से बने हैं और हर कोशिका को अपना काम करने व आपकी उत्तरजीविता बनाए रखने के लिए ऊर्जा की आवश्यकता होती है, जो वह आपके भोजन से प्राप्त करती है। परंतु कार्बोहाईड्रेट्स सीधा कोशिकाओं में नहीं घुसते क्योंकि कोशिकाओं के मुंह(दरवाजे) बंद रहते हैं।

इसे इंसुलिन चाबी की तरह, जिसे पैंक्रियाज द्वारा उत्पन्न किया जाता है, कोशिकाओं के द्वार खोलता है ताकि भोजन का कार्बोहाइड्रेट्स कोशिकाओं के भीतर जाए और वे उसे ऊर्जा पाने के लिए प्रयोग में ला जा सकें। यहां इंसुलिन उस चाबी का सूचक है जिसके द्वारा कोशिका का मुंह खुलता है। तभी

कार्बोहाइड्रेट्स कोशिका के भीतर प्रवेश कर पाता है।

व्यक्ति: कार्बोहाइड्रेट्स से बना है।

इंसुलिन चाबी: प्रोटीन से बनी है।

कोशिका का ताला: वसा से बना है।

जैसा कि आप जानते हैं कि हमारे भोजन में प्रमुख रूप से कार्बोहाइड्रेट्स, प्रोटीन व वसा शामिल होते हैं। इसका अर्थ होगा कि इस मुश्किल को सुलझाने के लिए हमें इन तीनों कच्ची सामग्रियों का निरीक्षण करना होगा क्योंकि हम जानते हैं कि डायबिटीज में, कार्बोहाइड्रेट्स कोशिकाओं में प्रवेश नहीं कर पाता क्योंकि इंसुलिन कोशिका का ताला नहीं खोल पा रहा और इसी प्रकार कोशिकाएं भूख से मरने लगती हैं फलस्वरूप शरीर में गंभीर जटिलताएं पैदा हो जाती हैं। इस समस्या का हल पाने के लिए हमें कार्बोहाइड्रेट्स, प्रोटीन व वसा का परीक्षण करना होगा:

कार्बोहाईड्रेट: आप जो भी भोजन खाते है, यह उसमें ऊर्जा का सबसे महत्वपूर्ण स्रोत होता है। हालांकि सारे कार्बोहाइड्रेट्स एक से नहीं होते। इसे समझने के लिए, हम पांच तरह का भोजन लेते हैं, जिसमें कार्ब शामिल है, जिसे हम सामान्य भाषा में शुगर कहते हैं और ग्लूकोज या फ्रूक्टोज के रूप में

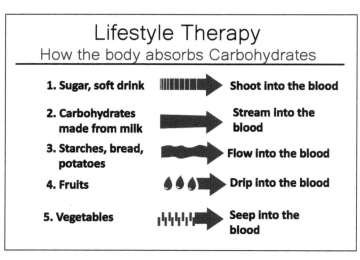

लेते हैं। विभिन्न स्त्रोतों का कार्बोहाइड्रेट्स, शरीर में अलग-अलग मात्रा में घुलता है, जैसा कि आप चित्र में देख सकते हैं। कोल्डड्रिंक या अन्य पेयपदार्थ, ब्रेड, केक व बिस्कुट आदि से मिली शुगर शरीर के रक्त में मिलकर तेजी से कार्य करती है। जबकि फलों व सब्जियों की शुगर व कार्बोहाइड्रेट्स, रक्त में धीमे-धीमे रिसाव की तरह मिलते हैं और यह कार्य *जितना धीरे होता है, उतना ही बेहतर होता है।* भोज्य पदार्थों को रक्त के साथ उनके कार्बोहाइड्रेट्स कार्यशीलता के आधार पर श्रेणी में रखा गया है। इसे ग्लाईसीमिक इंडेक्स कहते हैं या ग्लाईसीमिक लोड भी कह सकते हैं। ग्लाईसीमिक लोड के तंत्र व अवधारणा को समझने के लिए हमें एक उदाहरण लेना होगा: कल्पना करें कि आपके पास एक गिलास सेब का ताजा रस है, जो आपने अभी निकाला है। और एक गिलास ट्रॉपिकाना सेब का जूस है। इन दोनों में शुगर की मात्रा एक सी है(जबकि असलियत में ट्रापिकाना में शुगर की मात्रा आठ गुनी होगी और वह भी रिफाइंड रूप में)

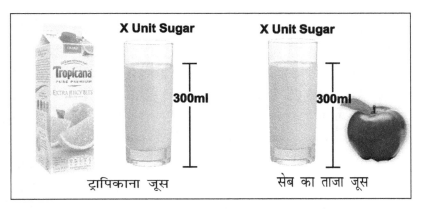

ट्रापिकाना जूस   सेब का ताजा जूस

अब कल्पना करें कि दो व्यक्ति समान शारीरिक मापदंडों में रक्त व बीएमआई के एक से स्तर, आयु, फास्टिंग ब्लड शुगर, एचबीए1सी (HbA1C) तथा मेटाबॉलिज्म वाले हैं। माना 'क' व्यक्ति पैकेट से सेब का जूस पीता है और 'ख' व्यक्ति सेब का ताजा रस।

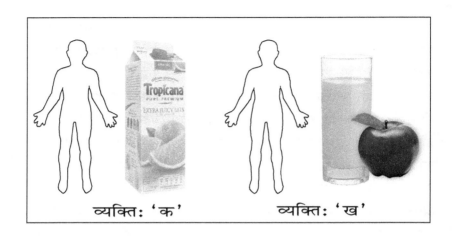

व्यक्ति: 'क'   व्यक्ति: 'ख'

अब तक आप जान गए होंगे कि रक्त एक बार में शुगर या ग्लूकोज की सीमित मात्रा ही ले सकता है, प्रति लीटर रक्त के लिए लगभग 1 ग्राम शुगर की आवश्यकता होती है। इससे परे जाकर, दोनों ही दिशाओं में(कम या ज्यादा) केवल 50% की सहनशीलता होती है।

इससे परे होने वाली कोई भी कमी या बढ़ोतरी, घातक नतीजे पैदा कर सकती है, जिसमें एजीई (advanced glycation end products) बनना, दिल का कमजोर होना, किडनी पर भार पड़ना, दूसरे संवेदनशील अंगों को नुकसान होना जैसे पैंक्रियाज आंखें व मस्तिष्क। यहां तक कि पैंक्रियाज ही शरीर में ब्लड शुगर के स्तर को नियंत्रित करने में महत्वपूर्ण भूमिका निभाता है।

व्यक्ति 'क': जब 'क' व्यक्ति पैकेट बंद ट्रापिकाना जूस का गिलास पीएगा तो सारी शुगर, आंतों की दीवार से होते हुए, रक्तनलिकाओं में पहुंच जाएगी, फिर भले ही रक्त की धारा में पहले से ही कितनी भी शुगर क्यों न घुली हो। भले ही यह शुगर दिखने में, ताजे सेब के रस की शुगर जैसी ही दिखाई दे परंतु इनका स्वभाव अलग होता है। यह अलग व गैरअनुमानित तरीके और गैर-अनुशासित रूप से पेश आती है। ऐसी शुगर शरीर के लिए कभी फायदेमंद नहीं होती।

व्यक्ति: 'ख': जब व्यक्ति 'ख' सेब का ताजा रस पीता है तो इससे मिलने वाली शुगर बहुत ही अनुशासित व नियम के अनुसार चलने वाली होती है।

कल्पना करें कि कानून के अनुसार चलने वाला एक व्यक्ति सड़क पार कर रहा है। वह वहां के हालात, यातायात के प्रवाह तथा उसके द्वारा तय की जाने वाली दूरी आदि सभी बातों को ध्यान में रखेगा और अपनी ओर आ रहे वाहनों की गति के अनुसार अपनी गति को भी कम या अधिक करेगा। इसके लिए उसे बहुत बारीकी से सारे निरीक्षण की प्रक्रियाओं से गुजरना होगा और दुनिया का कोई भी सुपर कंप्यूटर ऐसी गणना नहीं कर सकता। इसी तरह मनुष्य का मस्तिष्क रोजमर्रा के कामों में इतनी संपूर्णता का प्रदर्शन करता है, वह भी बिना ज्यादा परिश्रम के। हमें हमारी उत्तरजीविता के लिए यह कौशल दिया गया है। ताजा व प्राणवायु सहित जूस भी इसी तरह काम करता है। यह मनुष्य के मस्तिष्क के समान काम करता है, जो शरीर में प्रवेश करने के उपरांत, आंतरिक दीवारों तक पहुंचने से पहले और रक्त में घुलने से पहले विभिन्न कारकों का ध्यान रखता है, जिसमें शरीर में पहले से उपस्थित शुगर की मात्रा भी शामिल है।

निष्कर्ष: शरीर का ब्लड शुगर नियंत्रण इस बात पर निर्भर नहीं करता कि आपने शुगर कार्बोहाइड्रेट्स की कितनी मात्रा ग्रहण की है बल्कि यह कार्बोहाइड्रेट्स के स्त्रोत पर कहीं अधिक निर्भर करता है।

इसे समझने के लिए कुछ उच्चस्तरीय वैज्ञानिक अध्ययनों पर विचार करें:

पहला अध्ययन: *जर्नल ऑफ अमेरिकन मेडीकल एसोसिएशन 2002* में प्रकाशित एक अध्ययन के अनुसार, बेक्ड आलू में उबले या कच्चे आलू की बजाए कहीं अधिक मात्रा में ग्लाईसीमिक लोड होता है। जैसा कि मैंने पिछले उदाहरण में भी बताया कि दोनों जूसों का स्रोत तो सेब ही है पर जूस निकालने का तरीका तथा पैकिंग का तरीका, शरीर में कार्बोहाइड्रेट्स के काम करने के तरीके को बदल देता है।

दूसरा अध्ययन: *डायबिटीज केयर जर्नल 2008* में प्रकाशित एक अध्ययन के अनुसार, ताजे व कच्चे फल व सब्जियों का ग्लाईसीमिक इंडेक्स, किसी भी तरह के भोजन व खासतौर से प्रोसेस्ड फूड से कहीं कम होता है, जिसे कि उसी फल या सब्जी या पशु के मांस से बनाया गया हो।

इसका मतलब होगा कि आपके प्रमुख आहार में जरूरत से ज्यादा पके भोजन की बजाए फल व सब्जियों की मात्रा अधिक होगी तो आपका ब्लड शुगर नियंत्रण में रहेगा।

तीसरा अध्ययन: *कैनेडियन ट्रायल ऑफ कार्ब इन डायबिटीज, (सीसीडी)*, जिसने उच्च ग्लाईसीमिक बनाम निम्न ग्लाईसीमिक इंडेक्स का करीब एक वर्ष तक जांच की गई ताकि एचबीए1सी (HbA1C) सी-रिएक्टिव प्रोटीन (सीआरपी) में बदलाव का पता लग सके। लो जीआई (ग्लाईसिमिक इंडेक्स) डाइट से सीआरपी के स्तर, हाई जीआई (ग्लाईसिमिक इंडेक्स) डाइट की तुलना में 30% नीचे आ गए। इस परीक्षण को अमेरिकन जर्नल ऑफ क्लीनिकल न्यूट्रीशन, 2008 में प्रकाशित किया गया।

चौथा अध्ययन: *2007 में कोक्रेन रिव्यू* में 6 वेट लॉस ट्रायल(भार कम होने के परीक्षणों) का विश्लेषण प्रकाशित किया गया, जिसमें 202 लोगों ने हिस्सा लिया और उनका फॉलो अप समय 5 सप्ताह से छह माह का था। लो आईजी डाइट लेने से 1 किलो के करीब भार में कमी आई, फैट मास कम हुआ तथा बीमएमआई में हाई लोआई में उच्च जीआई डाइट की तुलना में 1.3 किलो/मी^{2} की कमी हुई। दुनिया भर में हुए सैंकड़ों अध्ययन कहते हैं कि सारे कार्बोहाइड्रेट्स एक समान नहीं होते। इस संदर्भ में कार्बोहाइड्रेट्स का स्त्रोत अधिक मायने रखता है। जैसे कार्बोहाइड्रेट्स जंतु उत्पाद से है या वनस्पति उत्पाद से है। इसके साथ ही यह भी मायने रखता है कि कार्बोहाइड्रेट्स जिन्हें आप खाते हैं, वे प्राकृतिक अवस्था में हैं या उनके स्वरूप को खाने से पूर्व विभिन्न औद्योगिक प्रणालियों द्वारा परिवर्तित किया गया है।

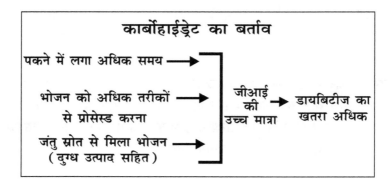

करंट आर्थेरोसक्लेरोसिस रिपोर्ट–2010 में प्रकाशित एक महत्वपूर्ण अध्ययन के अनुसार, भोजन पकाने में लगे समय से जीआई के भार में उसी अनुपात में वृद्धि होती है, जिससे ब्लड शुगर पर भार बढ़ता है और व्यक्ति के लिए डायबिटीज का रोगी होने का खतरा बढ़ जाता है। उसी रिसर्च में यह भी प्रमाणित हुआ कि प्राकृतिक रूप में सादे साबुत अनाज का आहार, डायबिटिक रोगी के लिए अधिक स्थिर व स्वीकृत ब्लड शुगर पाने में सहायक होता है। हालांकि जब अनाज रिफाईनिंग करके पकाया जाता है तो इससे वह लो जीआई से हाई जीआई की श्रेणी में आ जाता है।

यह बात तो पूरी तरह से स्पष्ट है कि अनेक समाजों में अनाज की कार्बोहाइड्रेट्स का मुख्य स्त्रोत है, यदि इसे प्राकृतिक रूप में लिया जाए तो यह डायबिटिक रोगी को नुकसान नहीं करेगा। हालांकि इसकी अवस्था में बदलाव होने से भारत जैसे देश में डायबिटिक रोगियों की संख्या में वृद्धि होती है, जहां चावल व अनाज अधिक मात्रा में खाया जाता है। *जर्नल ऑफ डायबिटीज 2009* में प्रकाशित शोध के अनुसार, मनुष्य के शरीर पर अनाजों के प्रभाव व खासतौर पर चावल के प्रभाव को जाना जा सकता है। इस अध्ययन में 320 देहाती बंगालियों को शामिल किया गया, वे डायबिटीज होने के खतरे के बहुत निकट थे क्योंकि वे अपने कुल आहार में, 70 % से अधिक मात्रा में चावल ग्रहण कर रहे थे। भोजन लेने वालों की तुलना में उनकी फास्टिंग ग्लूकोज कहीं अधिक थी। इस अध्ययन में शामिल सभी लोग रिफाइंड व पके चावल खा रहे थे। यह परीक्षण पांच साल तक चले। आपको इस पहेली को समझने के लिए अनाज की संरचना को समझना होगा। अनाज के दाने अपने प्राकृतिक रूप में बहुत पोषक होते हैं परंतु उन्हें कारखानों में परिशोधित किया जाता है ताकि उनसे चोकर निकाले जा सके, जिससे इन्हें अधिक समय तक सुरक्षित रखा जा सकता है। हालांकि इसके कारण इसका पोषक तत्व बहुत अधिक घट जाता है जैसे उदाहरण के लिए सफेद मैदा। इसे बहुत बारीक पीसा जाता है और इस सफेद आटे में गेहूं के संपूर्ण आटे की तुलना में प्रतिग्राम रेशे की 80% कम, प्रोटीन की 30% कम तथा कैलोरी की10% मात्रा ज्यादा पाई जाती है *(विटनी एंड रोल्फ्स 2008)*। चोकर व जर्म निकलते ही मैदे से आवश्यक विटामिन व

मिनरल भी गायब हो जाते हैं। उदाहरण के लिए, साबुत गेहूं के आटे की तुलना में, मैदे में थाईमीन (बी1), राइबोफ्लेविन (बी2), विटामिन बी 6, मैग्नीशियम तथा जिंक आदि की मात्रा 60 से 70% कम पाई जाती है (विटनी एंड रोल्फ्स 2008)।

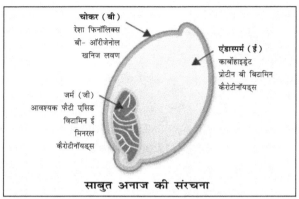

चोकर (बी)
रेशा फिनॉलिक्स
बी- ऑरीजेनोल
खनिज लवण
एंडास्पर्म (ई)
कार्बोहाइड्रेट
प्रोटीन बी बिटामिन
कैरोटीनॉयड्स
जर्म (जी)
आवश्यक फैटी एसिड
विटामिन ई
मिनरल
कैरोटीनॉयड्स

साबुत अनाज की संरचना

यहां यह समझना बहुत महत्व रखता है कि व्हीट ब्रान यानी गेहूं के चोकर में एंटीऑक्सीडेंट, पोलीफिनोल्स तथा फाइटोएस्ट्रोजन्स पाए जाते हैं जो सूजन घटाने, ब्लड शुगर की स्थिरता बनाए रखने में सहायक हैं *(न्यूट्रीशन रिसर्च रिव्यू जर्नल 2010)*। हालांकि सप्लीमेंट से निकला रेशा या चोकर, उतना लाभदायक प्रभाव नहीं देता, जैसा कि *अमेरिकन जर्नल ऑफ क्लीनिकल न्यूट्रीशन 2010* में दिखाया गया है। यदि भोजन संपूर्ण रूप में अनरिफाईड हो और उसके साथ रेशा भी हो, तभी वह लाभदायक प्रभाव दे सकता है।

70 के दशक में बुरकिट व ट्रोवल ने सबसे पहले संज्ञान लिया कि अफ्रीकी मूल के लोग जो अनरिफाईड पादप आधारित भोजन लेते थे और उनमें दिल के रोगों व मधुमेह का खतरा न के बराबर था। यहां तक कि यह भी पाया गया कि पहले और दूसरे विश्व युद्ध के दौरान जिन देशों को, जैसे डेनमार्क, इंग्लैंड व जर्मनी सहित को भोजन प्रोसेस्ड करने के संसाधनों में कमी के कारण रिफाईड भोजन नहीं मिल सका, में डायबिटीज व हृदय रोगों में 50% की कमी पाई गई, जो कि युद्ध की समाप्ति पर, प्रोसेस्ड भोजन की आपूर्ति होने पर अपने प्रारंभिक उच्च स्तर पर आ गया।

वर्तमान में पूल्ड विश्लेषण की, *नर्सिस हेल्थ स्टडी* में, 1, 20, 877 रोगियों का 20 साल तक अध्ययन किया गया। उसमें प्रभावी ढंग से कहा गया है कि साबुत अनाज वजन बढ़ने को रोकने में विशेष सहायक होता है *(न्यू इंग्लैंड जर्नल ऑफ मेडीसन – 2011)*

निष्कर्ष: उच्चस्तरीय मान्य स्त्रोतों से प्राप्त साक्ष्यों से यह पता चलता है कि यह अधिक महत्व नहीं रखता कि कोई डायबिटिक रोगी कितना कार्बोहाइड्रेट ग्रहण कर रहा है परन्तु यह जानना अधिक महत्व रखता है कि वह किस स्रोत से कार्बोहाइड्रेट ले रहा है और भोजन को ग्रहण करने से पहले कितना पकाया गया है यानी प्रोसेस्ड किया गया है। अगर हम पादप मूल से मिले कार्ब को प्राकृतिक अवस्था में ग्रहण करते हैं तो वह किसी भी मात्रा में लिए जाने पर, मनुष्य के शरीर के लिए लाभदायक ही होता है। जैसा कि आप जानते हैं कि पशु सारा दिन हरी घास चरते रहते हैं परंतु वे अधिक मात्रा में कार्बोहाईड्रेट लेने से कभी ग्लाईसीमिक नहीं होते। तो डायबिटीज का इलाज करने के लिए आवश्यक है कि हम कार्बोहाइड्रेट की मात्रा घटाने पर बल देने की बजाए प्राकृतिक रूप में उपलब्ध असीमित कार्ब ग्रहण करके उसका उचित हल प्राप्त कर सकते हैं जैसा कि *अमेरिकन जर्नल ऑफ क्लीनिकल न्यूट्रीशन 2008* के लेख से पता चलता है।

प्रोटीन: जैसा कि अब आप पूर्व विवरण से जानते हैं कि इंसुलिन रूपी चाबी, ब्लडशुगर के होमियोस्टेसिस को बनाए रखने में अहम भूमिका निभाती है और इंसुलिन प्रोटीन से बनता है। तो यहां हमें शरीर में प्रोटीन की विभिन्न भूमिकाओं के बारे में तनिक जानना होगा।

चलो प्रोटीन से जुड़ी प्रमुख तथ्यों को देखें जो हमें सारे शरीर के मेटाबॉलिज्म तथा प्रोटीन से इसके संबंधों को समझने में सहायक हो सकते हैं।

1. प्रोटीन एक ऐसा आर्गेनिक केमीकल है जो हमारी कोशिकाओं में पर्याप्त मात्रा में पाया जाता है। यदि पानी को निकाल दें, तो शरीर के भार का लगभग आधा प्रोटीन ही होगा।
2. सारे हार्मोन प्रोटीन से ही बनते हैं, जो नियमित रूप से जैविक प्रक्रियाओं को नियमित करते हैं।

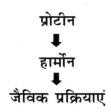

प्रोटीन

↓

हार्मोन

↓

जैविक प्रक्रियाएं

3. हीमोग्लोबिन जैसा जैविक ट्रांसपोर्टर प्रोटीन से बना होता है, जो लाल रक्त कोशिकाओं में ऑक्सीजन तथा कार्बन डाईऑक्साइड को लाने-ले जाने का काम करता है।

4. एंटीबॉडीज भी प्रोटीन से बनते हैं, जो बैक्टीरिया व वायरस जैसे घुसपैठियों की घुसपैठ को रोकते हैं।

5. एनर्जी व ग्लूकोज के स्त्रोत के रूप में प्रोटीन से एनर्जी व ग्लूकोज ग्रहण किए जा सकते हैं।

6. प्रोटीन शरीर के सभी अंगों के बुनियादी ढांचे के लिए निर्माण ब्लॉक का काम करता है।

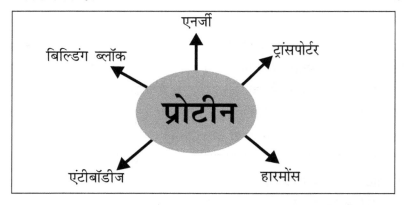

यद्यपि विभिन्न शोध-पत्रों द्वारा खाद्य में ली जाने वाली प्रोटीन व डाईबिटीज के संबंधों में अध्ययन होता रहता है। यहां पर ऐसे ही चार अध्ययनों का वर्णन किया जा रहा है:

र्भ	अनुकरण समय	अध्ययन का प्रकार	जनसंख्या	समायोजन	प्रभाव का आकार
ंग इट 011	20 वर्ष	कोहोर्ट	एचपीएफएस, 40475 पुरुष स्वास्थ्य व्यवसायी	आयु, धूम्रपान, शारीरिक गतिविधि, कॉफी, अल्कोहल, टी2डी का पारिवारिक इतिहास, कुल ऊर्जा ग्रहण तथा बॉडी मास इंडेक्स	उच्च पशु प्रोटीन तथा वसा 1.37 (1.20-1.58) उच्च शाकीय प्रोटीन तथा वसा: 0.95(0.84-1..01)
इट आल ल्लूजिस, ट 10)	10 वर्ष	कोहोर्ट	38094 प्रतिभागी, कैंसर व न्यूट्रीशन स्टडी के लिए यूरोपियन प्रोस्पेक्टिव इंवेस्टीगेशन का हिस्सा -(N-L Study)	असमायोजित	कुल प्रोटीन: 2.15 (1.77-2.60) जंतु प्रोटीन 2.18 (1.80-2.63 शाकीय प्रोटीन (0.84(0.70- 1.01)
इट आल वेलेजिस आल	4.6	कोहोर्ट	64227 मध्यम आयु वर्ग की चीनी महिलाएं	आयु, ली गई ऊर्जा, बीएमआई, कमर से नितंब का अनुपात, धूम्रपान, अल्कोहल, सब्जी व रेशे की मात्रा, शारीरिक गतिविधि, आय व शिक्षा का स्तर, पेशा, हाइपरटेंशन	सोय प्रोटीन: 0.88 (0.75-1.04)
की इट 11	7 साल	कोहोर्ट	1730 रोजगारयुक्त श्वेत, आयु 40 से 55 साल	आयु, शिक्षा, धूम्रपान, अल्कोहल, ऊर्जा, कार्बोहाइड्रेट व सैचुरेटिड वसा की मात्रा , डायबिटीज का इतिहास तथा अन्य दीर्घकालीन रोग	जंतु प्रोटीन: 4.62 (2.68-7.98) शाकीय प्रोटीन- 0.58(0.36-0.95)

इन उपरोक्त चार अध्ययनों से केवल यही निष्कर्ष निकलता है, जिसे *अमेरिकन जर्नल ऑफ फिजियोलॉजी, 1989* में भी दिखाया गया था, वह यह कि जंतु उत्पाद से अधिक मात्रा में लिया गया प्रोटीन, इसुंलिन की संवेदनशीलता में बाधा देता है और इंसुलिन प्रतिरोधिता को बढ़ाता है। अध्ययन से यह भी पता चलता है कि इंसुलिन की संवेदनशीलता कम होने से बीटा कोशिकाओं की मृत्यु भी हो सकती है।*(डायबिटोलॉजी जर्नल 1996)*।

जंतु भोजन से मिला प्रोटीन

↓

बीटा कोशिकाओं की मृत्यु

↓

इंसुलिन की संवेदनशीलता में कमी

↓

डायबिटीज

इसी तरह *वूमंस हेल्थ स्टडी (डायबिटीज केयर जर्नल 2004)* तथा कैंसर व न्यूट्रीशन के लिए *यूरोपियन प्रोस्पेक्टिव इंवेस्टीगेशन (ईपीआईसी)* एनएल स्टडी के अध्ययनों से भी प्रमाणित हुआ है कि जो लोग जितना अधिक मात्रा में जंतु प्रोटीन लेते हैं, उनके लिए डायबिटीज टाइप 2 का खतरा उतना ही बढ़ जाता है। ठीक इसी तरह, *डायबिटीज केयर जर्नल 1998* में एक मेटाविश्लेषण पर प्रकाशित शोधपत्र के अनुसार यह प्रमाणित हुआ है कि टाइप 2 डायबिटीज में प्रतिदिन मछली का तेल लेने से हाइपर ग्लाईसीमिया पर कोई बचावकारी प्रभाव उत्पन्न नहीं होता जैसा कि इससे पूर्व माना जाता रहा था।

गाय के दूध से मिला प्रोटीनः सारी दुनिया में गाय के दूध के प्रोटीन तथा डायबिटीज टाइप 1 में संबंध के विषय में अनेक अध्ययन किए गए हैं।

डेयरी उत्पाद तथा डायबिटीज में आपसी संबंध जानने के लिए निम्नलिखित तालिका का अवलोकन करेंः

क्रम संख्या	वर्ष	स्थान	प्रकाशन
1.	1992	फिनलैंड	न्यू इंग्लैंड जर्नल ऑफ मेडीसन
2.	1994	यूएसए	अमेरिकन अकेडमी ऑफ पीडियाट्रिक्स
3.	1999	फिनलैंड	डायबिटीज जर्नल
4.	2005	चीन	द चाइना स्टडी

इन अध्ययनों से यह निष्कर्ष निकलता है

1. दूध की रसायनिक संरचना इस प्रकार बनाई गई है कि यह किसी भी जंतु या मनुष्य के लिए शैशवकाल में ही उचित रहती है। यदि आप जानवरों के व्यवहार को देखें तो पाएंगे कि कोई भी जानवर, आजीवन दूध का सेवन नहीं करता। केवल मनुष्य ही अपवाद है।

2. हर स्तनपायी जीव के दूध की रसायनिक संरचना अलग होती है और अन्य जाति के जानवर का दूध पीना जैवकीय दृष्टिकोण से उपयुक्त नहीं है। यहां केवल मनुष्य ही प्राकृतिक नियम को तोड़ते हुए, दूसरी जातियों के जीवों का दूध पीता है।

3. गाय का दूध एक विशेष प्रोटीन के मेल से बनता है, जिसे केसिन कहते हैं। **'द चाइना स्टडी'** में प्रकाशित एक प्रमुख अध्ययन के अनुसार, यह केसीनयुक्त प्रोटीन मनुष्य की खपत के लिए उपयुक्त नहीं है। हममें से अधिकतर में, हमारी रोगप्रतिरोधक क्षमता, गाय के दूध के प्रोटीन अंश तथा शरीर की बीटा कोशिकाओं के बीच भ्रमित हो जाती है। इससे हमारी रोग प्रतिरोधकक्षमता, शरीर की बीटा कोशिकाओं पर हमला करने लगती है, जिससे ऑटोइम्यून रोग, विशेषतः डायबिटीज टाइप-1 पैदा हो जाते हैं।

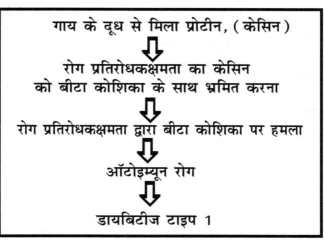

गाय के दूध से मिला प्रोटीन, (केसिन)

⇩

रोग प्रतिरोधकक्षमता का केसिन
को बीटा कोशिका के साथ भ्रमित करना

⇩

रोग प्रतिरोधकक्षमता द्वारा बीटा कोशिका पर हमला

⇩

ऑटोइम्यून रोग

⇩

डायबिटीज टाइप 1

जैसा कि *डायबिटीज केयर जनरल 1999* में प्रकाशित हुआ है।

पौधों पर आधारित प्रोटीनः डायबिटीज के लिए पादप पर आधारित प्रोटीन से जुड़े भी अनेक अध्ययन किए जा चुके हैं। कुछ महत्वपूर्ण शोध निम्नलिखित हैं:

क्रम संख्या	**वर्ष**	**प्रकाशन**	**विषय**
1.	2000	अमेरिकन जर्नल ऑफ फिजियोलॉजी एंड एंडोक्रीनोलॉजी एंड मेटाबॉलिज्म	पादप प्रोटीन केसिनयुक्त प्रोटीन की तुलना से ग्लूकोज टॉलरेंस तथा इंसुलिन संवेदनशीलता को बढ़ाता है।
2.	2002	डायबिटीज केयर	रजोनिवृत्ति के उपरांत डाइबिटिक महिलाओं में पादप प्रोटीन का गुणकारी प्रभाव
3.	2003	जर्नल ऑफ न्यूट्रीशन	पादप प्रोटीन से एंटीडायबिटिक तथा हाइपोलिपीडेमिक प्रभाव उत्पन्न होते हैं।
4.	2004	डायबिटीज केयर	मध्यमवर्गीय तथा वृद्धा स्त्रियों में टाइप 2 डायबिटीज के साथ गुणात्मक अध्ययन
5.	2005	हारमोनल मेटाबॉलिज्म रिफ्रेशर	मोटे व्यक्तियों में मेटाबॉलिक सिंड्रोम के विकास पर पादप प्रोटीन का प्रभाव
6.	2008	अमेरिकन जर्नल ऑफ क्लीनिकल न्यूट्रीशन	शंघाई की महिलाओं की सेहत के अध्ययन में पादप आधारित भोजन तथा टाइप 2 डायबिटीज का घटनाक्रम
7.	2008	मेटाबॉलिज़्म	इंसुलिन प्रतिरोध पर पादप प्रोटीन का प्रभाव

क्रम संख्या	वर्ष	प्रकाशन	विषय
8	2010	डायबिटीज केयर	विस्तृत यूरोपियन अध्ययन में जंतु तथा पौधों से प्राप्त प्रोटीन व टाईप 2 डायबिटीज का खतरा
9	2012	यूरोपियन जर्नल ऑफ न्यूट्रीशिन	चीन और सिंगापुर में पौधों से प्राप्त प्रोटीन का प्रयोग तथा डायबिटीज- 2 का खतरा

इन सभी अध्ययनों से यह साफ है कि यदि हम पौधों से प्राप्त प्रोटीन को प्राकृतिक अवस्था में लेते हैं तो इससे इसुंलिन संवेदनशीलता में वृद्धि होती है और डायबिटीज का खतरा घट जाता है।

अब जरा डायबिटीज के खतरे पर मेवों की खपत के प्रभाव को दर्शाने वाले

क्रम संख्या	वर्ष	प्रकाशन	विषय
1.	2002	ब्रिटिश जर्नल ऑफ न्यूट्रीशन	मेवे मेटाबॉलिक सिंड्रोम व डायबिटीज
2.	2003	जर्नल ऑफ अमेरिकन मेडीकल एसोसिएशन	मेवे की खपत व डायबिटीज टाइप 2 का खतरा
3.	2008	जर्नल ऑफ न्यूट्रीशियन	टाइप 2 डायबिटीज में मेवों के सेवन के संभावित लाभ
4.	2006	जर्नल ऑफ न्यूट्रीशियन	बादाम स्वस्थ व्यक्तियों में पोस्टप्रेनडियल ग्लाईसीमिया, इंसुलिनिमिया व ऑक्सीडेशन स्ट्रेस को घटाता है।
5.	2007	मेटाबॉलिज़्म	बादाम व पोस्टप्रेनडियल ग्लाईसीमिया - खुराक पर प्रतिक्रिया अध्ययन

इन अध्ययनों का निष्कर्ष: अगर नट्स (मेवों) को बिना पकाए कच्चे रूप में ही खाया जाए तो यह इंसुलिन संवेदनशीलता को बढ़ाने में सहायक होते हैं और डायबिटीज का खतरा घटाते हैं।

अनेक वैज्ञानिक साक्ष्यों से अब यह स्पष्ट हो गया है कि सारे प्रोटीन एक से नहीं होते और शरीर पर इनका प्रभाव क्या होगा, यह न केवल इनके स्रोत पर निर्भर करता है बल्कि इस बात पर भी निर्भर करता है कि इन्हें प्राकृतिक रूप में ही लिया जा रहा है या पकाने की विविध प्रक्रियाओं से गुजारने के बाद।

अध्ययनों से यह भी साफ हो गया है कि जंतु उत्पादों में उपस्थित प्रोटीन, जिसमें दूध तथा दूध से जुड़े उत्पाद शामिल हैं, मेटाबॉल्जिम को अस्त-व्यस्त करते हैं जिससे ऑटोइम्यून संबंधित बीमारियां जैसे बच्चों में डायबिटीज टाइप1 तथा वयस्कों में डायबिटीज टाइप 2 की जटिलताएं बढ़ जाती हैं। जैसा कि आप जानते हैं कि इंसुलिन रूपी चाबी के लिए प्रोटीन ही कच्ची सामग्री है। इसका अर्थ यह होगा कि कच्ची सामग्री की गुणवत्ता इंसुलिन चाबी के काम करने की महत्वपूर्ण भूमिका निभाएगी। अब इस अध्ययन से हम समझ गए हैं कि अगर इंसुलिन के लिए सबसे बेहतर प्रोटीन लेना है तो वह पौधों के स्रोत से ही मिलेगा और वह प्राकृतिक रूप में ही होना चाहिए। हालांकि अब आप यह भी जानते हैं कि इंसुलिन (चाबी)के माध्यम से ही कोशिकाओं में शुगर/ग्लूकोज का आवागमन होगा, जो कि कोशिकारूपी ताले की स्थिति पर निर्भर करता है। इसका अर्थ हुआ कि अगर ताले में कोई कमी हुई तो चाबी भी किसी काम नहीं आएगी। हम जानते हैं कि कोशिका ताला, वसा से बनता है, यह भी आपके द्वारा लिए गए भोजन के तीन प्रमुख घटकों में से एक है। मानव शरीर के लिए वसा कितना महत्व रखती है, इसे आप इसी तथ्य से जान लेंगे कि अगर मस्तिष्क से सारा पानी निकाल दें तो शेष 60% वसा ही होगी। हमें यहां यह भी समझना होगा कि सारी वसा भी एक-सी नहीं होती। कुछ वसा शरीर के लिए लाभदायक होती है तो कुछ हानिकारक। प्रोटीन व कार्बोहाइड्रेट की तरह, वसा मेटाबॉलिज्म के लिए भी यह देखना होता है कि उसे किस स्रोत से प्राप्त किया जा रहा है। प्रमुख रूप से हम वसा को तीन भागों में बांट सकते हैं:

1. सैचूरेटिड वसा
2. अनसेचूरेटिड वसा
3. ट्रांस वसा

अब आप जरा गौर करें कि वह कौन-सी खूबी है जो अनसैचुरेटिड(पहली किस्म) वसा को बाकी दो से अलग करती है।

उत्तर: सैचुरेटिड तथा ट्रांस वसा की संरचना सीधी होती है जबकि अनसैचुरेटिड वसा हल्की-सी मुड़ी होती है। दिखने में यह अंतर ही, इस बात के लिए महत्व रखता है कि यह मनुष्य के शरीर में कैसा प्रभाव डालेगी। उदाहरण के लिए।

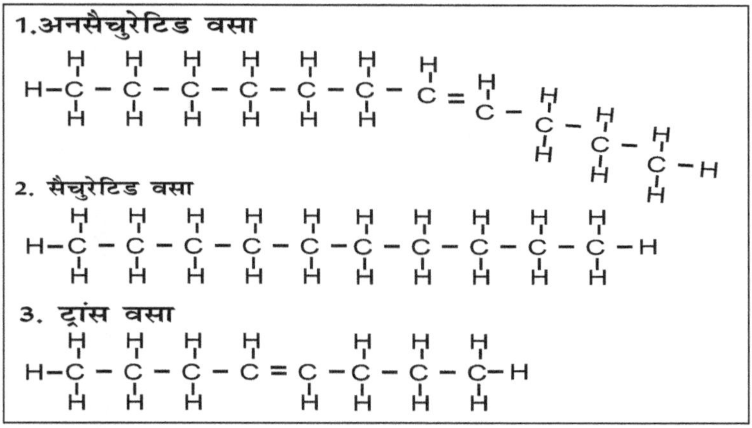

काल्पनिक रूप में अनसैचुरेटिड वसा को एक तिरछी रेखा से दिखाया जाता है जैसे

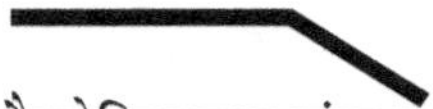

और सैचुरेटिड तथा ट्रांस वसा की संरचना सीधी जैसे ━━━━━━

अब कल्पना करें कि आपके पास लकड़ी के दो किस्म के लट्ठे हैं, उनमें से एक पूरी तरह से सीधा है और दूसरी किस्म कई जगह से थोड़ी-थोड़ी मुड़ी हुई है। उनमें से किन दो को एक साथ साधकर रखा जा सकता है? वास्तव में सीधे लट्ठों को ही एक साथ साधकर रखा जा सकता है, जबकि मुड़े हुए व टेढ़े लट्ठे सही तरह से नहीं रखे जाएंगे। मॉलीक्यूलर स्तर पर भी ऐसी ही स्थिति होती है। सैचुरेटिड तथा ट्रांस वसा एक-दूसरे के साथ सही तरह से सैट हो जाते हैं और उन्हें रक्तनलिकाओं की भीतरी दीवारों के साथ चिपकने में कोई परेशानी नहीं होती, जिससे ब्लॉकेज बनती है और हार्ट अटैक व दिमाग के स्ट्रोक का खतरा भी बढ़ जाता है। इस तरह सैचुरेटिड तथा ट्रांस वसा, शरीर के किसी भी हिस्से में जाकर चिपक जाते हैं और लीवर, दिमाग की कोशिकाओं तथा पैंक्रियाटिक कोशिकाओं को हानि पहुंचा सकते हैं। जबकि अनसैचुरेटिड वसा अपनी तिरछी आकृति के कारण, ╲____ जब रक्त की धारा में

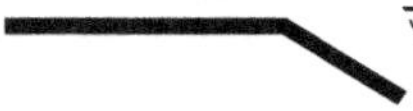

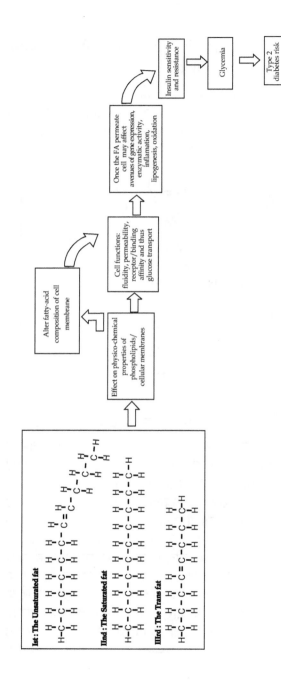

Theoretical mechanism whereby dietary fatty acids (FA) are involved in the etiology of type 2 diabetes

प्रवाहित होती है तो यह कभी रक्त नलिकाओं में नहीं जमती। एक कोशिका ताले के रूप में यह बाकी दो प्रकार के वसा की तुलना में, इंसुलिन रूपी चाबी के लिए अधिक संवेदनशील भी होती है। यहां हम एक चित्र प्रस्तुत कर रहे हैं, जिसके माध्यम से आप विभिन्न प्रकार के वसा के मधुमेह रोगों में बढ़ने व घटने के प्रभावों को समझ पाएंगे।

अनसैचुरेटिड वसा का प्रमुख स्रोत पौधों पर आधारित भोजन ही है, जिसमें मेवे तथा बीज भी शामिल हैं और सैचुरेडिट वसा का प्रमुख स्रोत जंतु उत्पाद है जिसमें दूध व अंडे शामिल हैं। ट्रांस वसा को औद्योगिक वसा भी कहते हैं क्योंकि इसका निर्माण कारखानों में होता है।

हम सारी दुनिया में हुए निम्नलिखित प्रमुख शोधों से यह निष्कर्ष निकाल सकते हैं कि अगर वसा को पौधों पर आधारित भोजन से प्राकृतिक अवस्था में लिया जाए तो डायबिटीज रोग होने की संभावनाएं कम हो जाती हैं, जबकि जंतु उत्पाद या औद्योगिक वसा जैसे कई तरह के रिफाइंड तेल आदि नुकसानदायक हो सकते हैं और इनसे डायबिटीज होने का खतरा बढ़ जाता है।

क्रम संख्या	**वर्ष**	**प्रकाशन**	**विषय**
1.	1993	न्यू इंग्लैंड जर्नल ऑफ मेडीसन	ढांचे की मांसपेशियों के फॉसफोलिपिडस की फैटी एसिड संरचना तथा इंसुलिन संवेदनशीलता के बीच संबंध
2.	1996	डायबिटोलॉजिया	आहार संबंधी वसा तथा इंसुलिन एक्शन
3.	1999	न्यू इंग्लैंड जर्नल ऑफ मेडीसन	ट्रांस फैटी एसिड तथा कोरोनरी हृदय रोग
4.	1999	मेटाबॉल्जिम	उच्च ट्रांस फैटी अम्लयुक्त आहार तथा युवा स्वस्थ महिलाओं में इंसुलिन की संवेदनशीलता
5.	2001	डायबिटीज केयर	बूढ़ी आयोवा (Iowa) महिलाओं में वसायुक्त आहार तथा टाइप 2 डायबिटीज
6.	2001	अमेरिकन जर्नल ऑफ क्लीनिकल न्यूट्रीशन	महिलाओं में वसायुक्त आहार ग्रहण करने से डायबिटीज टाइप 2 होने का खतरा

क्रम संख्या	वर्ष	प्रकाशन	विषय
7.	2002	डायबिटीज केयर	पुरुषों में डायबिटीज टाइप 2 के खतरे। वसायुक्त आहार तथा मांस का संबंध
8.	2002	डायबिटीज केयर	स्वस्थ वयस्कों के इंसुलिन संवेदनशीलता तथा सबस्ट्रेट ऑक्सीडेशन पर सैचुरेटिड, मोनो सैचुरेटिड तथा ट्रांसवसायुक्त आहार का प्रभाव
9.	2002	डायबिटीज मेडीकल	सीरम फैटी एसिड सम्मिश्रण मध्यम आयु वर्ग के पुरुषों में इंपेयर्ड फास्टिंग ग्लाइसीमिया तथा डायबिटीज के विकास को दर्शाती है।
10.	2003	आर्थेरोसक्लेरोसिस	सीवीडी रिस्क फैक्टर पर हाईड्रोजिनेटिड वसा तथा मक्खन के प्रभाव से अवशेष जैसे पार्टीकल्स, ग्लूकोज तथा इंसुलिन, रक्तचाप व सी-रिएक्टिव प्रोटीन
11.	2011	द जर्नल ऑफ लिपिड रिसर्च	सिस्मेटिक इंफ्लामेशन के मार्कर्स पर औद्योगिक रूप से उत्पन्न ट्रांस वसा का प्रभाव : महिलाओं पर हुए प्रयोगों से साक्ष्य
12.	2011	भोजन तथा विज्ञान पोषण की आलोचनात्मक समीक्षा	मनुष्य के आहार में मांस की वसा की भूमिका

मनुष्य के शरीर पर कार्बोहाईड्रेट प्रोटीन तथा वसा के बहुत से स्वतंत्र अध्ययनों व शोधों के आधार पर, हम इस सर्वसम्मत निष्कर्ष पर पहुंचे हैं कि प्राकृतिक अवस्था में, पादप (वनस्पति) आधारित भोजन से हमें न केवल डायबिटीज पर रोक लगाने में मदद मिलती है बल्कि इससे डायबिटीज टाइप 1 और 2 से भी हमेशा के लिए छुटकारा मिल जाता है। साक्ष्यों से स्पष्ट होने के बावजूद कि सिंगल डाइट प्लान की मदद से ही जीवनशैली से जुड़े रोगों जैसे डायबिटीज आदि से मुक्ति पाई जा सकती है। अधिकतर जनसंख्या ने इसे अभी तक नहीं अपनाया क्योंकि लोग दिखावे तथा चमक-दमक से अधिक प्रेरित होते हैं। जैसा कि मैंने अध्याय के प्रारंभ में पेप्सी इवेंट का उदाहरण देकर समझाना चाहा

है कि विशाल फूड इंडस्ट्री को भी सच को छिपाने के लिए तड़क-भड़क व दिखावे का आश्रय लेना होता है, भले ही उनका उत्पाद जीवनशैली से जुड़े रोगों को क्यों न न्यौता दे रहा हो, परंतु वे अपनी बड़ी-बड़ी प्रस्तुतियों, विज्ञापनों तथा प्रदर्शनों के माध्यम से सारे कुप्रभावों को छिपा देने में सफल होते हैं। सरकार भी इस बारे में, सत्य के प्रकटीकरण में कुछ नहीं कर पाती क्योंकि सरकार आम जनता के स्वास्थ्य के भरोसे पर नहीं बल्कि फार्मास्युटिकल तथा फूड इंडस्ट्रीज के पैसे के बल पर चलती है(तकरीबन सभी प्रमुख राजनीतिक दलों को खाद्य, दवा तथा सेहत की देखरेख के लिए बने उद्योग से बहु-सी धनराशि चंदे के रूप में प्राप्त होती है)।

अध्याय-5

डायबिटीज टाइप 2 से रोगमुक्ति

जब मैं इस पुस्तक को पूरा करने की प्रक्रिया में था तो मेरी मुलाकात डॉ. बी. एम. मक्कड़ (डायबिटीज ओबेसिटी सेंटर, नई दिल्ली) के सौजन्य से, डॉ. राबर्ट एस. जिम्मरमैन से हुई, जो कि डायबिटीज की दुनिया में एक जाना-पहचाना नाम हैं।

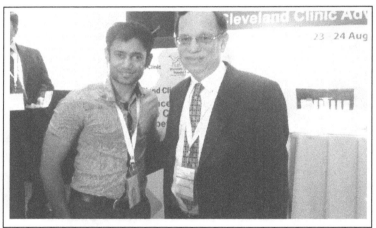

डॉ. बिस्वरूप राय चौधरी तथा यूएसए के क्लीवलैंड क्लीनिक के डॉ. रॉबर्ट एस. जिम्मरमैन

डॉ रॉबर्ट एस. जिम्मरमैन क्लीवलैंड क्लीनिक के डायबिटीज सेंटर के डायरेक्टर तथा एंडोक्राइनोलॉजी विभाग के वाइस चेयरमैन हैं, जो कि यूएसए का दूसरा बेहतरीन अस्पताल तथा रिसर्च सेंटर है। मैंने मुलाकात के दौरान उन्हें बताया कि जिस तरह विश्व प्रसिद्ध हार्ट सर्जन डॉ. कॉल्डवैल एस्लिसटन (जो डॉ. जिम्मरमैन के सहकर्मी रह चुके हैं) हार्ट के रोगियों को एक विशेष आहार लेने की सलाह देते हैं, मैंने भी उसी तरह डाइबिटीज टाइप 1 और टाइप 2 के रोगियों

को डी1डी2सी आहार पर रखा और मैंने पाया कि इन रोगियों की, 72 घंटों से लेकर कुछ दिनों के अंदर दवाओं पर निर्भरता अप्रत्याशित रूप से घट गई थी या रोग पूरी तरह से समाप्त हो गया था।

डॉ. जिम्मरमैन ने उत्तर दिया कि वह डाइट (जो कि डॉक्टर कॉडवैल एस्लिसटन द्वारा सुझाई गई थी) अंतिम अवस्था वाले हृदयरोगियों के रोग को पूरी तरह समाप्त करने के लिए भी कारगर रही यद्यपि उन्होंने कभी इसे डायबिटीज के रोगियों पर नहीं आजमाया। उनके इस उत्तर के साथ ही मुझे अपने उस प्रश्न का उत्तर भी मिल गया, जो मुझे प्रायः सताता रहता था। अपने रोगियों द्वारा डी1डी2सी डाइट के पालन करने के कुछ घंटों से लेकर कुछ दिनों के भीतर रोग से मुक्ति पाने में मिली कामयाबी की दास्तानें सुनकर, यह सवाल बार-बार मेरे मन में आया करता था कि इस संसार में बहुत से वैज्ञानिक शोधकर्ता तथा डॉक्टर हैं, जो पिछले कई दशकों से काम करने के बावजूद एक ऐसी डाइट क्यों नहीं खोज सके, जिससे डायबिटीज रोग को जड़ से समाप्त किया जा सके। परंतु अब मै समझ गया हूं कि वैज्ञानिक रूप से केंद्रित बुद्धिजीवी मस्तिष्क कई बार एक सरल किंतु शक्तिशाली समाधान को भी नजरंदाज कर सकता है, क्योंकि उसे यही अपेक्षा रहती है कि किसी कठिन समस्या का हल भी कठिन ही होना चाहिए। मनुष्यों का यही व्यवहार और भी स्पष्ट रूप से सामने तब आया, जब मैं प्रोफेसर डॉक्टर **आदि मेहता** का लैक्चर सुन रहा था, (वे अमेरिका 2005-2006 में, बेस्ट डॉक्टर्स की सूची में शामिल हैं।) उनका व्याख्यान *गट माईक्रोबायोटा (Gut Microbiota)*, उनके द्वारा किए गए शोध पर आधारित था। व्याख्यान के बाद मैंने उनसे पूछा कि पके हुए भोजन के मुकाबले, बिना पका भोजन आंतों के साथ कैसी प्रतिक्रिया देता है क्योंकि मैंने पाया है कि डायबिटीज टाइप 1 और टाइप 2 को जड़ से मिटाने के लिए प्राकृतिक भोजन बहुत कारगर हो सकता है। उनका उत्तर था कि वे यह नहीं जानते क्योंकि इस विषय में बहुत अध्ययन नहीं किया गया है। यह तथ्य तब और भी स्पष्ट हो गया, जब मुझे बहुत ही सरल तथा मैत्रीपूर्ण स्वभाव के, पद्मश्री (2012) प्राप्त डॉक्टर वी. मोहन से भेंट करने का अवसर मिला, उन्हें डायबिटीज के चिकित्सा क्षेत्र में महारथी माना जाता है और वे अंतर्राष्ट्रीय मेडिकल पत्रिकाओं में 850 से अधिक शोधपत्रों के प्रकाशन का 'इण्डिया बुक

ऑफ रिकार्ड्स' कीर्तिमान रखते हैं। मैं आशा करता हूं कि यह पुस्तक डायबिटीज के क्षेत्र में लगे उन चिकित्सकों व शोधकर्ताओं का ध्यान अपनी ओर आकर्षित कर सकेगी ताकि डायबिटीज की रोकथाम के लिए प्राकृतिक रूप में खाए गए भोजन की भूमिका पर और अधिक ध्यान केंद्रित किया जा सके। यहां मैं अपने डायबिटीज टाइप 2 के कुछ रोगियों की सफलता की कहानियों को इस आशा के साथ प्रस्तुत कर रहा हूं कि संभवत: कुछ डायबिटीज शोधकर्ता, इस डाइट को अपनाने के लिए प्रेरित हो जाएं तथा वैज्ञानिक समुदाय के लोग, इस जानकारी को मानवजाति के कल्याण के लिए प्रचारित व प्रसारित करने के लिए आगे आएं।

पहला रोगी: श्री मुकेश सैनी, व्यवसायी, आयु 50 वर्ष, हरिद्वार। पिछले छह सालों से डायबिटीज के रोगी, स्पर्श सैनी के पिता, जिसने 14 अगस्त, 2014 को मेरे हरिद्वार वर्कशॉप में हिस्सा लिया था। अभी तक वे दिन में दो बार के-पिओ- 15 एमजी तथा के-ग्लिम 1 एमजी ले रहे थे। डी1डी2सी डाइट लेने के 24 घंटे के भीतर वे सभी दवाओं से मुक्त हो गए। अब वे बिना किसी दवा के अपने फास्टिंग ब्लड शुगर स्तर को 110 एमजी/डीएल तक बरकरार रख पा रहे हैं। पहले उनकी शुगर का स्तर 175 एमजी/डीएल के आसपास रहा करता था। हमें 28 अगस्त, 2014 को उनके द्वारा भेजी गई ई-मेल द्वारा यह रिपोर्ट प्राप्त हुई।

निष्कर्ष: श्री मुकेश सैनी, डी1डी2सी डाइट का पालन करने के 24 घंटे के भीतर स्वयं को दवाओं, डायबिटीज तथा डॉक्टरों से मुक्त कर पाने में सफल रहे।

दूसरा रोगी: श्री विनय अग्रवाल, (एस्कॉर्टर्स लि., फरीदाबाद में कार्यरत) आयु 51 वर्ष, फरीदाबाद। उन्होंने 25 मई, 2014 को फरीदाबाद में मेरे स्वास्थ्य सेमीनार में हिस्सा लिया था। उस समय वे प्रतिदिन जानुमेट की एक गोली ले रहे थे और अपनी फास्टिंग ब्लड शुगर के स्तर को 160 एमजी/डीएल रख पर रहे थे। पुस्तक लिखने के दौरान, वे सभी दवाओं के प्रभाव से मुक्त हो गए हैं और अपने फास्टिंग ब्लड शुगर के स्तर को 130 एमजी/डीएल तक लाने में सफल हुए।

निष्कर्ष: डायबिटीज से पूरी तरह से मुक्ति

तीसरा रोगी: कल्याण सरकार, आयु 39 वर्ष, मोहाली (हरियाणा), डायरेक्टर एकेडेमिक लाईजंस डी1डी2सी डाइट लेने से पहले, पिछले दस सालों से इस तरह दवा ले रहे थे: मेटफार्मिन 500 एमजी व ग्लिमीपिराइड 3 एमजी, नाश्ते से पहले; मेटफार्मिन 500 एमजी लंच से पहले, मेटफार्मिन 500 एमजी व ग्लिमीपिराइड 1 एमजी, डिनर से पहले।

उन्होंने 21 फरवरी, 2014 को ई-मेल द्वारा डी1डी2सी डाइट प्राप्त की। उन्होंने सूचित किया कि वे डी1डी2सी डाइट का 75% तक ही पालन कर सके। यह डाइट लेने के कुछ ही दिन के भीतर सुबह के समय नाश्ते से पहले ग्लिमपीराइड 1 एमजी तक आ गई, लंच से पहले केवल मेटफार्मिन 500 एमजी लेने लगे और रात को दवा की आवश्यकता ही नहीं रही।

उन्होंने सूचित किया है कि अब वे ब्लडशुगर का सामान्य स्तर बनाए रखने के साथ-साथ गन्ने के रस का भी भरपूर स्वाद ले पा रहे हैं। यहां तक कि तकरीबन सात माह के बाद, अब उन्हें किसी दवा की आवश्यकता ही नहीं रही और वे स्वयं को डायबिटीज टाइप 2 से मुक्त पा रहे हैं।

निष्कर्ष: डायबिटीज की दवाओं से पूरी तरह मुक्ति तथा डायबिटीज टाइप-2 से रोग मुक्ति

चौथा रोगी- एस. सी. गुलाटी, व्यवसायी, आयु 69 वर्ष, फरीदाबाद, जो पिछले 16 सालों से डायबिटिक रोगी और भारत के जाने-माने डायबिटोलॉजिस्ट डॉ. अनूप मिश्रा (डायरेक्टर-डायबिटीज विभाग, फोर्टिस अस्पताल) की देखरेख में चिकित्सा करवा रहे थे। श्री गुलाटी 28 जून, 2014 को मेरे ऑफिस में आए। उस समय उनकी दवा की खुराक इस प्रकार थी: गाल्वसमेट: 50/500 एमजी दिन में दो बार, एरिटलएएम: 40+2.5 दिन में दो बार, ग्लाइकोमेट 1 +500 दिन में दो बार। वे अपनी दवा की खुराक को एक तिहाई तक लाने में सफल रहे।

निष्कर्ष: वे दवा की निर्भरता को 2/3 तक कम करने में कामयाब रहे। यहां हमें यह समझना होगा कि वे पिछले 16 सालों से एंटीडायबिटिक दवा ले रहे थे।

इसका मतलब साफ था कि इस डाइट का थोड़ा और समय तक कठोरता से पालन करने की जरूरत है ताकि उन्हें लंबे समय तक ली जाने वाली दवाओं के दुष्प्रभाव से मुक्ति मिल सके।

पांचवां रोगी: श्री महेश कौशिक, फरीदाबाद, 54 वर्ष, जीवन बीमा निगम के उच्चाधिकारी। वे पिछले दो सालों से डायबिटीज के रोगी थे और दिन में एक बार सीटापिन 1000 एक्स आर ले रहे थे। वे 4 जून, 2014 को हमारे ऑफिस में आए। उन्होंने डी1डी2सी डाइट का 100% पालन किया और अब वे दवाओं के प्रभाव से पूरी तरह से मुक्त हैं।

निष्कर्ष: वे डायबिटीज के रोग को जड़ से मिटाने में कामयाब रहे।

छठा रोगी: श्री हरीश कुमार, फरीदाबाद के सेंट जोंस स्कूल के 46 वर्षीय अध्यापक। वे पिछले चार सालों से डायबिटीज के रोगी थे। वे 30 जून, 2014 को मेरे ऑफिस में आए। उस समय वे दिन में दो बार जेमेट की गोली ले रहे थे। उनकी ब्लडशुगर 200 से 350 एमजी/डीएल के बीच रहती थी।

डी1डी2सी डाइट लेने के पहले सप्ताह के भीतर ही वे सभी दवाओं के चंगुल के छूट गए और अपनी फास्टिंग ब्लड शुगर के स्तर को 126 एमजी/डीएल से नीचे लाने में भी सफल रहे।

निष्कर्ष: अब वे डायबिटीज से पूरी तरह से मुक्त हैं।

सातवां रोगी: श्री अरुण कुमार पांडे, फरीदाबाद। वे भारत सरकार में 57 वर्षीय इंजीनियर हैं। वे पिछले तीन सालों से एंटीडायबिटिक दवाओं पर थे। वे 28 जून, 2014 को हमारे ऑफिस में आए। वे उस समय दवा की निम्नलिखित खुराक ले रहे थे।

सुबह-ट्राईपीड-2/इस्टामेट (50/1000एमजी)टर्लोजेस्ट- 20 एमजी श्याम-ग्लूकोनॉर्म एसआर/1 स्टावरेट। अब वे कोई दवा नहीं ले रहे।

निष्कर्ष: अब वे डायबिटीज के प्रभाव से पूरी तरह मुक्त हैं।

आठवां रोगी: श्री सुशील अग्रवाल, 45 वर्षीय दिल्ली निवासी तथा एक व्यवसायी हैं। 5 मई, 2007 को उन्हें पता चला कि उनका पीपी शुगर 350 एमजी/डीएल है।

वे निम्नलिखित दवा ले रहे थे। ग्लाइकोमेट जीपी-1, दिन में दो बार, ग्लूकोबे 25 दिन में दो बार। उन्होंने 28 जून, 2014 को डी1डी2सी डाइट लेनी आरंभ की और दो ही सप्ताह के भीतर वे दवाओं के चंगुल से पूरी तरह छूट गए और ब्लड शुगर सामान्य स्तर पर है।

निष्कर्ष: वे पिछले सात सालों से एंटीडायबिटिक दवाओं पर थे इसलिए उन्हें दवाओं के कुप्रभाव से छूटने में तकरीबन दो सप्ताह का समय लगा और अब उन्हें दवा लेने की कोई आवश्यकता ही नहीं रही।

नौवा रोगी: श्री नामिंदर, प्रापर्टी डीलर, आयु 39 वर्ष, फरीदाबाद निवासी को पिछले दो सालों से डायबिटीज थी। वे सुबह के समय ट्रिगलिमीप्लैक्स 1/2 और शाम को मैटको-1 ले रहे थे। उनकी शुगर का स्तर दवा लेने के बाद 130-176 एमजी/डीएल के बीच रहता था। वे 29 अक्टूबर, 2014 को हमारे क्लीनिक में आए और उन्हें डी1डी2सी डाइट दी गई। केवल सात दिन के भीतर ही उनकी शुगर का स्तर घटकर 126एमजी/डीएल पर आ गया और उनकी दवा की खुराक भी आधी गोली पर आ गई। वे बहुत मोटे थे, उन्होंने डाइट की मदद से अपना वजन भी घटा लिया है।

दसवां रोगी: श्री तिलक विरमानी, प्रापर्टी डीलर, आयु 49 वर्ष, फरीदाबाद निवासी। पिछले 6 सालों से अपोलो अस्पताल में डायबिटीज का इलाज करवा रहे थे। वे एजटर, रॉजो-डी, मोन्टेयर-एल, सी जॉनिया, नॉकसम, ग्लूकोमेट 2 ग्राम तथा ट्राजेन्टा सहित एक दिन में सात से अधिक दवाइयां ले रहे थे। वे 29 सितंबर 2014 को फरीदाबाद के एमसीएफ ऑडीटोरियम में हुए मेरे सेमीनार में में शामिल हुए तथा 30 सितंबर, 2014 को क्लीनिक में आए। उनकी ब्लडशुगर का स्तर इतनी दवाएं लेने के बाद भी 250 एमजी/डीएल था। डी1डी2सी डाइट लेने के बाद उनकी शुगर का स्तर 140 एमजी/डीएल पर आ गया। उनकी दवाओं की संख्या भी घट गई है।

ग्यारहवां रोगी: नीलम पवार, गृहिणी, आयु 45 वर्ष, फरीदाबाद निवासी, पिछले 3 सालों से डायबिटीज टाइप 2 की रोगी थीं। जब डायबिटीज टाइप 2 से ग्रस्त उनके एक निकटतम संबंधी ने इस रोग की जटिलताओं के कारण उनकी

बांहों में दम तोड़ा तो वे डिप्रेशन में चली गईं। वही उनकी देखरेख भी करती थीं। उन्हें ऐसा लगा मानो वही सब उनके साथ भी घटेगा। हालांकि वे नियमित समय पर दवाएं ग्लूकोमार्क जी-2, ग्लूकोमेन -2 ले रही थीं पर शुगर नियंत्रण में नहीं थी और उन्हें लगता था कि वे भी अपने उस संबंधी की तरह दम तोड़ देंगी। वे हमारे क्लीनिक में आईं और उन्हें डी1डी2सी डाइट लेने की सलाह दी गई। करीबन डेढ माह बाद ही उनकी शुगर घटकर 125 एमजी/डीएल पर आ गई, जो कि 250-280 एमजी/डीएल के बीच रहती थी। अब वे अपने जीवन के प्रति फिर से आशावादी दृष्टिकोण रखने लगी हैं और हालत में निरंतर सुधार हो रहा है। अब उनकी दवाएं भी छूट गई हैं।

बारहवां रोगी: श्री ललित तायल, व्यवसायी, आयु 47 वर्ष, वसंत कुंज, दिल्ली निवासी को बहुत पसीना आता था, उनके पैरों में हमेशा सूजन व दर्द रहता था। उन्होंने यूं ही कौतूहलवश अपनी ब्लडशुगर की जांच करवाई तो पता चला कि शुगर का स्तर 350एमजी/डीएल था। उन्होंने इसकी पुष्टि के लिए डॉ. लाल पैथ लैब से दोबारा जांच करवाई तो फास्टिंग शुगर 223एमजी/डीएल तथा पी. पी 328 एमजी/डीएल आई। डॉक्टर ने उन्होंने बहुत सी दवाएं लिख दीं; पर उनके एक बंधु श्री सुशील, जो मेरे रोगियों में से एक थे और अपने डायबिटीज टाइप 2 से मुक्ति पा चुके थे; ने ललित जी को सलाह दी कि वे दवाएं खाने से पहले मेरे पास आएं और डी1डी2सी डाइट प्लान का पालन करें। वे जुलाई को हमारे ऑफिस आए। तीन ही दिन में उन्हें अपने पैरों की जलन से शांति मिल गई आर उनकी फास्टिंग शुगर का स्तर 110 एमजी/डीएल तक आ गया। पी.पी. स्तर 120 एमजी/डीएल था। वे यह जानकर बहुत प्रसन्न हैं कि उन्हें डायबिटीज रोग से मुक्ति मिल गई है और वे डायबिटीज दवाओं के दुष्प्रभावों के चंगुल में पड़ने से भी बच गए हैं।

तेरहवां रोगी: श्री आर. के. तायल, ललित तायल के पिता, आयु 79 वर्ष, वसंत कुंज, दिल्ली निवासी पिछले 20 वर्षों से डायबिटीज टाइप 2 के रोगी थे। उनके पैरों में लगातार सूजन रहती थी और वे इंसुलिन के इंजेक्शन ले रहे थे। जब उन्होंने देखा कि उनके बेटे को अपने डायबिटीज से पूरी तरह मुक्ति मिल गई तो वे भी डी1डी2सी डाइट प्लान लेने के लिए उत्सुक हो गए। उन्होंने डी1 डी2 सी डाइट को डाइट लेना आरंभ किया और चार दिन में ही पैरों की सूजन उतर

गई। डेढ़ सप्ताह के अन्दर उनकी ब्लड शुगर का स्तर 150एमजी/डीएल पर आ गया जो पहले दवाएं लेने के बाद भी 200 एमजी/डीएल रहा करता था।

चौदहवां रोगी: हेमलता डोंडयाल, गृहणी, आयु 37 वर्ष, ग्रीनफील्ड, फरीदाबाद निवासी को करीबन डेढ़ साल पहले अपने डायबिटीज रोग के बारे में पता चला। उनकी शुगर का स्तर 221 एमजी/डीएल था। वे आयुर्वेदिक दवाएं ले रही थीं पर जब कोई लाभ नहीं हुआ तो वे बहुत परेशान हो गईं। वे जुलाई 2014 में हमारे क्लीनिक में आईं। डी1डी2सी डाइट को करीबन डेढ़ माह तक अपनाने के बाद उनकी शुगर का स्तर 131 एमजी/डीएल तक आ गया और उन्होंने दवाएं लेनी बंद कर दीं। उन्हें घुटनों के जोड़ों में दर्द से भी बहुत तकलीफ रहती थी। वह भी पूरी तरह से ठीक हो गई। अब वे स्वयं को ऊर्जा व जीवंतता से भरपूर पाती हैं।

एक दिवसीय रिवर्सल कैंप में डायबिटीज टाइप 2 के रोगी (12 जुलाई, 2014)

पहला रोगी: मुहम्मद हासिम खान, पेशे से एक स्कूल बस ड्राइवर हैं और फरीदाबाद के सेंट जॉन स्कूल के लिए काम कर रहे हैं। वे प्रतिदिन दो एमजी की गोली ग्लिमुलिन, दिन में दो बार ले रहे थे। 12 जुलाई को उनकी फास्टिंग ब्लड शुगर 244 एमजी/डीएल थी, जो कि 24 घंटे में यानी अगले ही दिन डी1डी2सी डाइट लेने के बाद 128एमजी/ डीएल तक आ गई। दोनों ही ब्लड शुगर टेस्ट डॉक्टर लाल पैथ लैब द्वारा किए गए।

दूसरा रोगी: लक्ष्मी चोपड़ा, गृहिणी, फरीदाबाद निवासी, आयु 60 वर्ष, कैंप में आने के दौरान वे जोरलिम, कार्डेस, टरमिक्स तथा क्लोजीपाम की एक-एक गोली ले रही थीं। 12 अगस्त को उनकी फास्टिंग ब्लड शुगर 178 एमजी/ डीएल थी। कैंप में एक दिन बिताने तथा डाइट लेने के बाद, 13 जुलाई, 2014 को उनकी फास्टिंग ब्लडशुगर का स्तर 122एमजी/डीएल पर आ गया।

तीसरा रोगी: श्री बी. डी. वर्मा, एल.आई.सी एजेंट, फरीदाबाद निवासी, आयु 72 वर्ष और वे पिछले 22 सालों से डायबिटीज के रोगी थे। जब वे शिविर में आए तो उनकी दवा की खुराक निम्नलिखित थी:

नाश्ते से पहले: इग्लिन पीएस एम 2–1.5, *लंच से पहले:* जालरा 50 एमजी *डिनर से पहले:* इग्लिन पीडीएम 2।

12 तारीख को उनकी फास्टिंग ब्लड शुगर 141 एमजी/डीएल थी जबकि डी1डी2सी डाइट लेने के बाद उन्हें लंच वाली दवा छोड़नी पड़ी और वे 13 जुलाई को 107 एमजी/डीएल के सामान्य ब्लडशुगर स्तर पर आ चुके थे।

चौथा रोगी: श्रीमती संयोगिता हंस, गृहणी, 65 वर्षीय वृद्धा, दिल्ली, कैंप में आने के दौरान उनकी दवा की खुराक निम्नलिखित थी: ट्राइजेंट 5 एमजी डिनर से पहले, *हुमोलॉग :* दिन में दो बार, लैंटोस डिनर के बाद।

12 जुलाई को उनकी फास्टिंग ब्लडशुगर 418 एमजी/डीएल के खतरनाक स्तर पर थी। 24 घंटे तक डी1डी2सी डाइट लेने के बाद, अगले दिन गिरावट आई, जो 150 एमजी/डीएल के स्तर पर आंकी गई।

यह हमारे उन डायबिटीज टाइप 2 रोगियों की सफलता की दास्तान है जो हमारे एक दिन के डायबिटीज रिर्वसल प्रारंभ प्रोग्राम से जुड़े थे या हमारे क्लीनिक आने के बाद, हमारे डाइट प्लान के हिसाब से चल रहे थे। अगले अध्याय में डायबिटीज टाइप 1 के रोगियों की सफलता की कहानी बताई गई है।

अध्याय-6

डायबिटीज टाइप 1 से रोगमुक्ति

मैं जानता हूं कि आपमें से बहुत से व्यक्ति, पिछले पांच अध्यायों में दिए गए चिकित्सा विज्ञान के प्रमाणित साक्ष्यों को जानने के बाद भी, इस तथ्य को सरलता से स्वीकार नहीं कर पा रहे होंगे कि डायबिटीज टाइप 1 को जड़ से मिटाया जा सकता है। यदि ऐसा है, तो इसमें आश्चर्य की कोई बात नहीं क्योंकि यह एक सामान्य मानसिकता है। चलिए अब इसे निम्नलिखित उदाहरण से समझने की चेष्टा करते हैं कि मस्तिष्क किसी सच्चाई की वास्तविकता कैसे मानता है।

1999 में *अमेरिकन डायबिटीज एसोसिएशन* ने डायबिटीज के रोगियों के लिए पोषण संबंधी एक मार्गदर्शिका जारी की और उसमें कहा गया कि डायबिटीज रोगी एक दिन में 11 केन तक शीतल पेय पदार्थ पी सकते हैं, जिससे उन्हें कोई हानि नहीं होगी। कोई भी आम आदमी इस बात को आसानी से मान लेगा क्योंकि इसे एडीए (अमेरिकन डायबिटीज एसोसिएशन) द्वारा कहा गया था, जिसकी साख यह दर्शाती है कि डायबिटीज के क्षेत्र में वह सर्वोच्च अधिकारपूर्ण स्थान रखती है। परंतु सवाल यह है कि उस छवि व साख को आम जनता के दिल में बरकरार कैसे रखा जाए। यहां विज्ञान के स्थान पर उनका वाणिज्य काम करता है। यही कारण है कि अत्यधिक प्रचारित उत्पाद जैसे न्यूट्रीलाइट, हर्बल लाइफ तथा विविध प्रकार के हेल्थ ड्रिंक जैसे बॉर्नवीटा व हॉरलिक्स आदि बाजार में अपनी साख बनाए हुए हैं। जबकि वैज्ञानिक रूप से, बिना किसी संदेह के यह बात प्रमाणित हो चुकी है तथा 2011 के कोक्रेन डाटाबेस में भी इसके परिणाम शामिल किए गए हैं कि न्यूट्रीशनल सप्लीमेंट से सेहत को कोई लाभ नहीं होता, बल्कि इससे सेहत को कई तरह के नुकसान अवश्य हो सकते हैं (जैसा कि मैं अपनी पिछली पुस्तक हार्ट माफिया में बता

चुका हूं।) 1999 में एडीए द्वारा जारी की गई उस मार्गदर्शिका के करीब डेढ़ दशक बाद, हमारा सामान्य ज्ञान पहले से परिपक्व हो गया है और हम जानते हैं कि डायबिटीज के रोगी के लिए सॉफ्ट ड्रिंक का एक केन भी हानिकारक हो सकता है। परंतु हमारे सामान्य बोध को एडीए के उस प्रभाव क्षेत्र से बाहर आने में करीब डेढ़ दशक का समय लग गया और हमने कोल्ड ड्रिंक के बारे में अपनी समझ को विकसित किया। अब केवल थोड़ा समय लगेगा, जिसके बाद मनुष्य डायबिटीज से जुड़ी अपनी इस सीमित धारणा को तोड़ सकेगा कि इसे पूरी तरह से मिटाया नहीं जा सकता है। कई बार आम आदमी की मानसिकता एक हाथी के बच्चे की सोच जैसी हो जाती है, जिसके महावत ने उसे जंजीरों से बांध रखा है। हाथी का बच्चा छूटने के लिए बहुत हाथ-पैर मारता है पर जंजीर को तोड़ नहीं पाता। जब वह बड़ा हो जाता है तो महावत उसे जंगल में ले जाता है, जहां वह बड़े से बड़े पेड़ को जड़ से उखाड़ने व बहुत से बड़े लट्ठों को लाने-ले जाने का काम करता है। परंतु जब वह महावत के साथ घर लौटता है तो उसे उसी पुरानी जंजीर से बांध दिया जाता है, जहां वह खुद को मुक्त नहीं करा सकता। यहां वास्तव में हाथी को उस पतली व पुरानी जंजीर ने नहीं बल्कि उसके बचपन की सीमित सोच ने बंदी बना रखा है कि वह उसे नहीं तोड़ सकता। वही उसकी आजादी की सबसे बड़ी बाधा है। परंतु हम मनुष्य हैं और हमारे दिमाग, हाथी के दिमाग से कहीं अधिक उन्नत हैं। यह पुस्तक इसी आशा के साथ लिखी गई है कि आप डायबिटीज के रोग से जुड़ी इस सीमित व भ्रांत धारणा से स्वयं को मुक्त कर सकें कि डायबिटीज टाइप 1 की बीमारी कभी ठीक नहीं हो सकती।

जब भी मेरे ऑफिस में डायबिटीज टाइप 1 रोगियों के माता-पिता मिलने के लिए आते हैं, तो उनमें से अधिकतर लोगों का यही कहना होता है- 'डॉक्टर! मुझे मेरे डायबिटीज विशेषज्ञ ने कहा है कि डायबिटीज टाइप 1 से संपूर्ण रोगमुक्ति नहीं हो सकती और रोगी को आजीवन इंसुलिन पर निर्भर रहना पड़ता है, रोगियों को बताया जाता है कि डायबिटीज टाइप 1 के मामले में 70% से अधिक बीटा कोशिकाएं मृत हो जाती हैं (जो इंसुलिन का उत्पादन करती हैं) और शरीर कभी उस हानि की पूर्ति नहीं कर पाता तथा समय के साथ-साथ

बाकी बची कोशिकाएं भी मृत हो जाती हैं। इसका अर्थ यह हुआ कि डायबिटीज टाइप 1 का रोगी यही मानकर चले कि उसे अपनी इंसुलिन की खुराक में वृद्धि करते रहना होगा क्योंकि उसके शरीर में इंसुलिन के उत्पादन की क्षमता दिन-ब-दिन घटती जा रही है। अब अगर आप आईडीएफ (इंटरनेशनल डायबिटीज फेडरेशन) के एडुकेटर्स गाइड से आंकड़े लें तो आप इस विरोधाभास को स्पष्ट रूप से पहचान सकते हैं। हमें जरा आइडीएफ तथा एडीए द्वारा निम्न प्रचारित इन तथ्यों पर ध्यान देना होगा:

पहला तथ्य- (हो सकता है कि यह वास्तविकता न हो)- डायबिटीज टाइप 2 के अधिकतर रोगियों में, डायबिटीज की पहचान से पहले ही करीबन 50% बीटा कोशिकाओं की हानि हो चुकी होती है।

दूसरा तथ्य- डायबिटीज टाइप 2 को समाप्त किया जा सकता है।

अगर आप ऊपर दिए गए दूसरे तथ्य को तार्किक रूप में लें तो यह स्पष्ट है कि अगर एक बार बीटा कोशिकाओं की हानि हो जाए या वे मृत हो जाएं तो शरीर कुछ समय बाद उनकी पूर्ति कर लेगा। हालांकि इसके विपरीत, डायबिटीज टाइप 1 के रोगियों को परामर्श दिया जाता है कि उनकी मृत बीटा कोशिकाएं, शरीर में कभी पुन: उत्पादन के योग्य नहीं हो सकेंगी।

यहां तकनीकी रूप से, यह कहना बहुत ही अनुपयुक्त तथा भ्रामक होगा कि बीटा कोशिकाएं समाप्त हो गई हैं। सत्य यह है कि वे कुछ समय के लिए निष्क्रिय तथा सुप्तावस्था में चली जाती हैं। ज्यों ही ब्लड शुगर के होमियोस्टेसिस को उपयुक्त वातावरण दिया जाएगा, वे पुन: सक्रिय हो कर इंसुलिन का उत्पादन करने लगती हैं और उस समय रोगी को इंसुलिन के बाहरी स्रोत पर निर्भर रहने की आवश्यकता नहीं रहती। शरीर की इस योग्यता का प्रदर्शन मेरे डायबिटीज टाइप 1 के एक रोगी, मास्टर मेहर के उदाहरण से समझा जा सकता है। यह नौ वर्षीय बालक 17 अप्रैल, 2014 को अपने पिता के साथ मेरे ऑफिस में आया था। उसके पिता ने बताया कि मैक्स अस्पताल से उसका इलाज चल रहा था और उसके डायबिटीजोलॉजिस्ट डॉक्टर अंजू विरमानी ने उन्हें पहले ही बता दिया था कि बच्चे को अपना सारा जीवन डायबिटीज के साथ ही बिताना होगा। मैंने उन्हें आश्वस्त किया कि वे मनुष्य के

जैव रसायनिकी चमत्कार में विश्वास रखें। केवल दो दिन तक डी1डी2सी डाइट का पालन करने के बाद उन्हें इंसुलिन की खुराक बंद करनी पड़ी और उनका बेटा, उसके बिना भी ब्लड शुगर का उचित स्तर पाने में सफल रहा। वे यह देखकर आश्चर्य में आ गए। मेरी इस पुस्तक को लिखने के दौरान, मास्टर मेहर किसी भी दवा या इंसुलिन के चक्रव्यूह से बाहर आ चुका है। प्राय: माता-पिता द्वारा सामान्यत: यह प्रश्न पूछा जाता है कि रोगी को कितने समय तक डी 1 डी 2 सी (डायबिटीज टाइप 1 तथा 2 की चिकित्सा) डाइट का पालन करना होगा। जब रोगी इस रोग से मुक्त हो जाए तो उसे अंदाजन 12 सप्ताह तक इस डाइट का पालन करना चाहिए क्योंकि शरीर में लाल रक्त कोशिकाओं की आयु अनुमानत: इतनी ही होती है। जब आपके शरीर में नई लाल रक्त कोशिकाएं आ जाती हैं तो आप दूसरों की तरह सामान्य जीवन जी सकते हैं और रोग के पुन: सामने आने का खतरा भी नहीं रहता। हालांकि आपको यह भी याद रखना चाहिए कि अगर इस धरती का सबसे स्वस्थ व्यक्ति भी लगातार अपने शरीर की होमियोस्टेसिस अवस्था को चुनौती देता रहे, उसका दुरुपयोग करता रहे और उसके साथ छेड़छाड़ करता रहे; तो वह भी अधिक समय तक स्वस्थ नहीं रह सकता। (जैसा कि आपने दूसरे अध्याय में पढ़ा है)।

डायबिटीज टाइप 1 रोगियों की सफलता की कुछ और दास्तानें

दूसरा रोगी: उसका नाम संजीव है, 14 वर्षीय शर्मीले स्वभाव का बच्चा पिछले नौ सालों से डायबिटीज टाइप 1 का रोगी है। वह 5 मई, 2014 को मेरे ऑफिस में आया। उस समय वह पूरे दिन में 30-35 यूनिट इंसुलिन की खुराक ले रहा था।

हमने अपनी कार्यप्रणाली के अनुसार, उससे डाइट व ली जाने वाली दवा का चार्ट भरवाया ताकि हम उसकी वर्तमान शारीरिक, मानसिक व जैविक अवस्था को समझ सकें। इस केस को डॉ. इंदुप्रीत ने देखा (मैं उन दिनों शहर से बाहर था)। उसे डी1डी2सी डाइट नियमित रूप से दी गई। हमारे एक पूर्व रोगी तथा इस चिकित्सा पद्धति के प्रचारक श्री योगेश मित्तल, समय-समय पर फोन द्वारा परिणामों का अध्ययन करते रहे। जैसा कि अपेक्षित था, संजीव को इंसुलिन की खुराक घटानी पड़ी और एक ही माह में उसकी खुराक 2 यूनिट प्रतिदिन पर आ

गई। अब सब कुछ सही चल रहा था परंतु एक और ही समस्या खड़ी हो गई थी कि पिछले एक माह में संजीव के वजन में कुछ कमी आई थी। हालांकि इस डाइट के साथ, पहले दो माह में कुल वजन का करीबन 10% तक घटना संभावित होता है। संजीव के मामले में उसकी बीएमआई 19 थी यानी उसके वजन घटने की कोई गुंजाईश नहीं थी। मुझे शक हुआ कि हमने संजीव को दी जाने वाली डाइट की जो मात्रा बताई है, वह उसकी आयु व जीवनशैली के अनुसार ही बताई है परंतु शायद वह उसे कुछ कम मात्रा में ग्रहण कर रहा है। मैंने उसे और उसके पिता को अपने यहां लंच पर बुलवाया। वहां हमने डी1डी2सी डाइट की पूरी खुराक के साथ उसे लंच दिया। जैसा कि अपेक्षित था, उसने अपने शरीर की जरूरत के हिसाब से आधा लंच लिया। मैंने उसे समझा-बुझा कर, पूरी डाइट लेने को कहा। वह थोड़ी न-नुकुर के बाद मान गया और अपना खाना समाप्त किया। यहां महत्वपूर्ण सबक यह है कि मनुष्य का मस्तिष्क अपनी पुरानी आदतों के वश में होता है। पुरानी आदतों को तोड़ने और कुछ नई आदतों को शामिल करने के लिए थोड़ी-सी संकल्प शक्ति की आवश्यकता होती है। यहां डाइट के लिए संजीव की प्रतिक्रिया के लिए हम उसे दोषी नहीं मान सकते; दरअसल इन दिनों बच्चे अपने आसपास की हर चीज के लिए बहुत ज्यादा चुनाव पसंद हो गए हैं।

किसी बच्चे को फुसलाना कितना कठिन हो सकता है, इसे आप एक और डायबिटीज टाइप 1 की 12 वर्षीया रोगी मोनिका के उदाहरण से जान सकते हैं। मेरी पत्नी नीरजा ने स्वयं आगे आकर कहा कि वह मोनिका को इस नई डाइट को खाने के लिए प्रेरित करेगी। मोनिका ने डाइट देखते ही कहा, 'मैं मर जाऊंगी, पर यह सब नहीं खाऊंगी।' क्या इस डाइट के स्वाद में कमी है? नहीं, यह तो बहुत स्वादिष्ट है। केवल एक ही बात याद रखनी है कि आपको इसे अच्छी तरह चबाना होगा ताकि पूरे शरीर को नाईट्रिक ऑक्साइड युक्त तत्व मिल सके। लेकिन आजकल के बच्चे रिफाइंड फूड के दीवाने हैं और यही डायबिटीज के रोगियों की संख्या में वृद्धि का एकमात्र कारण है तथा इसी वजह से युवाओं में जीवनशैली से जुड़े रोगों की संख्या बढ़ रही है।

तीसरा रोगी: उसका नाम अमन है। 14 वर्षीय अमन पिछले पांच साल से डायबिटीज टाइप 1 का रोगी है। उसके पिता पानीपत में केमिस्ट की दुकान

चलाते हैं। वह 14 जून, 2014 को मेरे ऑफिस में आया। उस समय उसके द्वारा ली जा रही दवा की खुराक निम्नलिखित थी:

सुबह: 6 से 7 यूनिट इंसुलिन, लंच: 7 से 8 यूनिट इंसुलिन, डिनर: 3 से 4 यूनिट इंसुलिन और लैंटस: 15 यूनिट। डाइट लेने के दस दिन के भीतर उसकी इंसुलिन की खपत 3 से 5 यूनिट तथा लैंटिस की खपत 6 से 7 यूनिट तक आ गई। सारे निरीक्षण के बाद हमने पाया कि वह अपनी जीवनशैली में करीब 70% डाइट को ही शामिल कर सका था। यहां मैं इस बात पर भी बल देना चाहूंगा कि डी1डी2सी डाइट इतना शक्तिशाली है कि यह 24 से 72 घंटों के भीतर ब्लड ग्लूकोज के होमियोस्टेसिस स्तर को सुधार देता है। केवल वही रोगी अपवाद हैं जो एक साल से अधिक समय से इंसुलिन ले रहे हैं और इस दौरान इंसुलिन के कारण उनके शरीर में और अधिक नुकसान हो गया है। अगर कोई रोगी एक साल से कम समय से इंसुलिन ले रहा है तो 24 से 72 घंटे में सुधार आ जाएगा और यदि एक साल से अधिक समय से इंसुलिन पर है तो प्रति साल तीन दिन के हिसाब से जोड़ लें। अमन के मामले में, वह पिछले डेढ़ साल से इंसुलिन पर था तो उसे डायबिटीज टाइप 1 से पूरी तरह मुक्ति पाने में करीब एक सप्ताह का समय लग जाएगा परंतु अगर वह आंशिक रूप से डाइट लेगा तो उसे पूरी तरह से इंसुलिन छोड़ने में और लंबा समय लग सकता है।

चौथा रोगी– उसका नाम आर्यन है। वह 17 वर्षीय युवक है। वह 14 जून, 2014 को मेरे ऑफिस में आया था। उस समय तक वह इन दवाओं पर था। नाश्ते, लंच तथा डिनर के लिए चार यूनिट इंसुलिन ले रहा था और रात को लैंटस की खुराक 4 यूनिट थी। वह पिछले 14 माह से दवा ले रहा था।

हमने आर्यन द्वारा डी1डी2सी डाइट शुरू करने के पहले सप्ताह के भीतर पाया कि उसकी नाश्ते की खुराक 3 यूनिट तथा दोपहर को 3 यूनिट हो गई जबकि शाम की लैंटस की खुराक उतनी ही रही।

हालांकि रात के समय उसकी ब्लड-शुगर का स्तर 90-120 एमजी-डीएल पर आ गया था। इन स्कूल जाने वाले डायबिटिक रोगियों के साथ सबसे बड़ी चुनौती यह आती है कि उनके पहले से ही शंकालु माता-पिता को, बच्चे को

यह समझाने में बहुत परिश्रम करना पड़ता है कि वे अपने बच्चों को इस नई डाइट पर डालें। हालांकि इसके परिणामस्वरूप कुछ ही दिनों में बीमारी वापिस चली जाती है। यहां आर्यन के मामले में भी ऐसा ही हुआ, दूरभाष पर उसके माता-पिता द्वारा दी गई जानकारी से हमें पता चला कि वह डी1डी2सी डाइट को केवल 50% तक ही ले पा रहा था।

पांचवां रोगी- प्रज्ञा भाटिया, आयु 8 वर्ष, फरीदाबाद निवासी को पिछले पांच माह से डायबिटीज टाइप 1 था। उसके माता-पिता 29 सितंबर, 2014 को फरीदाबाद के एमसीएफ ऑडीटोरियम में हुए मेरे सेमीनार में आए और फिर 1 अक्टूबर को वे अपनी बेटी के साथ क्लीनिक में आए। उसे डी1डी2सी डाइट प्लान दिया गया। प्रज्ञा की शुगर का स्तर 450 एमजी/डीएल तक चला जाता था और इंसुलिन की खुराक 8 यूनिट प्रतिदिन थी। डाइट लेने के बाद शुगर का स्तर 160 एमजी/डीएल पर आ गया और इंसुलिन की खुराक भी 5 यूनिट प्रतिदिन पर आ गई। वह डाइट प्लान को केवल 30 से 40% तक ही ले सकी क्योंकि बच्चों को इस डाइट प्लान के अनुसार चलाना मुश्किल होता है डी1डी2सी डाइट प्लान लेने से उसकी शुगर के स्तर तथा इंसुलिन की खुराक, दोनों में ही कमी आई है।

24 घंटे के कैंप में, डायबिटीज टाइप 1 के रोगियों की डायबिटीज टाइप 1 से मुक्ति के रिपोर्ट:

12 जुलाई को हमने डायबिटीज टाइप 1 और टाइप 2 के कुछ रोगियों को आमंत्रित किया और उनकी फास्टिंग ब्लड शुगर मापने के बाद उन्हें डी1डी2सी डाइट पर रखा। यहां डायबिटीज टाइप 1 रोगियों पर हुए प्रभावों के परिणाम प्रस्तुत है।

पहला रोगी- उसका नाम एकमप्रीत है। 13 साल का चुस्त व सक्रिय बच्चा, पिछले साढ़े तीन साल से डायबिटीज टाइप 1 का रोगी है। डायबिटीज रिवर्सल कैंप में सुबह सात बजे (12 जुलाई, 2014) से पूर्व वह पूरे दिन में नोवरापिड की औसतन 90 यूनिट खुराक ले रहा था। 12 जुलाई को ही डी1डी2सी डाइट लेने के बाद उसे मजबूरन अपनी इंसुलिन की खपत को 46 यूनिट पर लाना पड़ा, हालांकि अगले दिन उसकी फास्टिंग ब्लड शुगर 196 एमजी/डीएल तक

आ गई। इसका मतलब था कि अगर उसने 46 की बजाए 48 यूनिट इंसुलिन ली होती तो उसने अगले दिन का ब्लड शुगर वांछित स्तर पा लिया होता।

निष्कर्ष: डी1डी2सी डाइट के पालन के 24 घंटे के भीतर इंसुलिन की खुराक में 45 से 50% तक कमी आ गई।

दूसरा रोगी– वह कौस्तुभ नामक छह वर्षीय प्यारा सा बच्चा है। उसे तीन साल की आयु में डायबिटीज टाइप 1 का रोगी घोषित किया गया था। 24 घंटे के डायबिटीज टाइप रिवर्सल कैंप में शामिल होने से पहले, उसकी दवा की खुराक निम्नलिखित थी:

हुमालॉग मिक्स 25 – 2 यूनिट सुबह, हुमालॉग मिक्स 50 – 2 यूनिट रात, कैंप के दौरान– हुमालॉग मिक्स 25 – 2 यूनिट सुबह, हुमालॉग मिक्स 50 – 1 यूनिट रात को।

निष्कर्ष– कैंप के दौरान इंसुलिन की खपत में 25% तक कमी आई। यहां इस मामले में परिणाम और भी बेहतर हो सकते थे परंतु वह भरतपुर, राजस्थान से लंबा सफर तय करके आया था और कुछ डायबिटिक टाइप 1 रोगी शारीरिक तनाव के प्रति संवेदनशील होते हैं और इसके कारण उनके इंसुलिन प्रतिरोधकता में वृद्धि हो जाती है।

तीसरा रोगी– राहुल, 13 वर्षीय, हिसार(हरियाणा), मार्च 2010 से डायबिटीज टाइप 1 का रोगी है। वह 18 यूनिट हुमालॉग, एनकोरेट क्रोनो – 300 एमजी आधा, फ्रीसियम 10 एमजी आधा, लेवीप्रिल 500 एमजी आधा की खुराक लगातार लेता आ रहा था। उसकी फास्टिंग ब्लड शुगर, 12 जुलाई को कैंप में आने से पहले 93 एमजी/डीएल थी। जो दूसरे दिन 53 एमजी/डीएल हो गई। इसी तरह दूसरे दिन पीपी भी 387 के स्तर से 108 एमजी/डीएल के स्तर पर आ गया। यहां मैं यह कहना चाहूंगा कि डी1डी2 सी डाइट लेने वाले रोगियों को अपनी दवाई की खुराक के विषय में सावधान रहना चाहिए। अगर वे ऐसा नहीं करते तो उन्हें हाइपोग्लेसीमिया की स्थिति का सामना करना पड़ सकता है। 13 जुलाई को राहुल को अपनी इंसुलिन की मात्रा 8 से 10 यूनिट घटानी पड़ी।

चौथा रोगी– अक्षय, 16 वर्षीय, फरीदाबाद निवासी को मार्च 2013 में डाइबिटीज टाइप 1 का रोगी घोषित किया जा चुका था। 12 जुलाई, 2014 के

दिन उसका फास्टिंग ब्लड शुगर 221 एमजी/डीएल पाया गया और उसका पीपी 164 पर था। उस दिन उसने अपना नियमित ग्लूकोमेट 500 नहीं लिया। दूसरे दिन तक उसका ब्लड शुगर 178 एमजी/डीएल पर आ गया जो कि प्राय: 250 से 300 एमजी/डीएल के बीच में रहता था।

अध्याय 5 तथा 6 में दिए गए सभी साक्ष्य व संदर्भ यह दर्शाते हैं कि डी1डी2सी आहार कितना सादा किंतु शक्तिशाली प्रभाव रखता है। परंतु अब इस आहार के लिए आपके मन में काफी कौतूहल पैदा हो गया होगा। अगले अध्याय में हम आपको इस आहार के विषय में जानकारी देंगे और साथ ही आपको इस आहार को लेने से जुड़े नियमों की जानकारी भी दी जाएगी।

अध्याय- 7

डी1डी2सी डाइट

डी1डी2सी डाइट का सबसे महत्वपूर्ण गुण यह है कि इसका पालन करने के 24 से 48 घंटे के भीतर ही यह ब्लड शुगर होमियोस्टेसिस को सामान्य मानक में ले आती है। तो अगर कोई डायबिटीज टाइप 1 या टाइप 2 का रोगी है और एक साल से कम समय से इंसुलिन पर है तो उसे मजबूरन, डाइट लेने के कुछ घंटों के भीतर उन दवाओं व इंसुलिन को छोड़ना होगा अन्यथा वह हाइपोग्लाईसीमिया यानी लो ब्लड शुगर से ग्रस्त हो सकता है। इसलिए मैं डाइट का पालन कर रहे रोगियों को पुरजोर सलाह देता हूं कि उन्हें अपनी फास्टिंग ब्लड ग्लूकोज तथा पीपी को प्रतिदिन मापते रहना चाहिए परंतु जो रोगी पिछले एक साल से ज्यादा समय से दवा पर है, उसे अपने फास्टिंग ब्लड ग्लूकोज तथा पीपी के स्तर के अनुसार, दवा की खुराक में बदलाव लाना पड़ सकता है। जैसा कि पहले भी कहा गया है, डी1डी2सी डाइट लेने के 24 से 72 घंटे के भीतर दवा या इंसुलिन की आवश्यकता नहीं रहती परंतु जो रोगी पिछले एक साल से ज्यादा समय से दवा पर हों, उन्हें दवाईयों को एकदम नहीं छोड़ना चाहिए क्योंकि इतने समय से इन दवाओं का सेवन करने से शरीर इनका आदी हो गया है। दवा का पूरी तरह छूटना व रोगी का ठीक होना, इस बात पर निर्भर करता है कि वह कितने समय से दवा ले रहा था। मिसाल के लिए, डायबिटीज टाइप 2 का रोगी एक साल से दवा ले रहा है, तो उसे दवा छोड़ने में दो दिन का समय लगेगा। अगर वह पिछले दस साल से दवा लेता आ रहा है और वह डी1डी2सी डाइट को लेना आरंभ करता है तो उसे अंदाजन दवा छोड़ने में बीस दिन का समय लग सकता है। हालांकि दवा की खुराक में कमी का संबंध ब्लड शुगर के स्तर में सुधार के साथ-साथ होना चाहिए। ठीक इसी तरह अगर कोई डायबिटीज टाइप 1 का रोगी है तो उसे प्रति साल के लिए तीन दिन का प्रतिवर्ष अनुपात रखना चाहिए जैसे अगर वह पिछले दस साल से इंसुलिन या दवा पर

जीता आ रहा है तो उसे डाइट का पालन आरंभ करने के बाद, पूरी तरह से दवा से मुक्त होने में (10x3=30) तीस दिन का समय लग सकता है, जो कि दस का तीन गुना है।

डी1डी2सी आहार लेने के लिए कुछ नियम

पहला नियम:

इस भोजन की ली जाने वाली मात्रा महत्वपूर्ण भूमिका निभाती है। डायबिटीज टाइप 1 व 2, दोनों तरह के रोगियों को अपनी आयु, भार तथा लंबाई के अनुसार निर्धारित मात्रा में भोजन करना चाहिए। ली जाने वाले भोजन की मात्रा कितनी होनी चाहिए, इसके लिए आप मेरे एक विचाराधीन पेटेंट आविष्कार 'द एचओबीएस व्हील' (HOBS Wheel) की मदद ले सकते हैं। एचओबीएस व्हील इस पुस्तक का भाग नहीं है तथा इसके प्रयोग के लिए प्रशिक्षण की आवश्यकता होती है। रोगी 'द एचओबीएस व्हील' द्वारा निर्धारित किए गए भोजन से ज्यादा मात्रा में खा सकता है पर कम मात्रा में नहीं।

दूसरा नियम:

निर्धारित भोजन को करने में लगा समय भी महत्व रखता है। रोगी को धीरे-धीरे खाना चाहिए। डायबिटीज टाइप 2 का रोगी आम तौर पर जिस गति से खाता हो, उसे अपना भोजन चबाने में उसका दुगना समय लेना चाहिए तथा डायबिटीज टाइप 1 के रोगी को यही समय तिगुना कर देना चाहिए। भोजन जितना अच्छी तरह चबा कर और धीरे-धीरे खाया जाएगा, उतना ही उपयुक्त होगा।

अच्छी तरह चबाएं व धीरे-धीरे खाएं- यही मंत्र है!

तीसरा नियम:

प्रतिदिन एक ही समय पर भोजन करें। खाना खाने के समय को 15 मिनट से ज्यादा आगे-पीछे न करें। इसका मतलब होगा कि आपके नाश्ते, लंच व डिनर का समय तय होना चाहिए। जब आप कुछ दिन तक नियमित दिनचर्या पर चलेंगे तो आपका दिमाग अपने-आप अनुमान लगा सकेगा कि शरीर को कब भोजन मिलने वाला है और वह उसके उपयुक्त आंतरिक वातावरण बना लेगा और इस तरह आपको ब्लड शुगर का स्वस्थ स्तर बनाए रखने में मदद मिलेगी।

चौथा नियमः

आपको हर प्रकार के पोषक सप्लीमेंट, टॉनिक, पाउडर आदि लेने बंद कर देने पड़ेंगे, यह पदार्थ आपके शरीर के होमियोस्टेटिक संतुलन में बाधा डालते हैं। (हालांकि यह बात अमेरिकन डायबिटीज एसोसिएशन गाइडलाइन, 1998 की सलाह के विपरीत है।)

पांचवां नियमः

डायबिटीज टाइप 1 व 2 के रोगियों को हर रोज कम-से-कम आधे घंटे तक सूर्य के प्रकाश के प्रत्यक्ष संपर्क में रहना चाहिए।

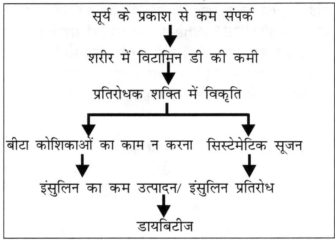

उपरोक्त मार्गदर्शक चित्र, नीचे दिए गए स्वतंत्र शोधकर्ताओं के आंकड़े पर अनुमानित सारांश हैं:

क्रम संख्या	वर्ष	प्रकाशन	विषय
1.	1980	साइंस	विटामिन डी की कमी से इंसुलिन के स्राव में कमी
2.	1998	ब्रिटिश जर्नल ऑफ न्यूट्रीशन	विटामिन डी के स्तर में कमी: क्या इसका सिंड्रोम एक्स से कोई संबंध है?

क्रम संख्या	वर्ष	प्रकाशन	विषय
3.	2004	अमेरिकन जर्नल ऑफ क्लीकिल न्यूट्रीशन	विटामिन डी की कमी से इंसुलिन के स्राव में कमी
4.	2005	ब्रिटिश जर्नल ऑफ न्यूट्रीशन	विटामिन डी- कैंसर, टाइप 1 डायबिटीज, हृदय रोग तथा ऑस्टियोपोरोसिस की रोकथाम में सहायक
5.	2007	नेशनल कैंसर इंस्टीटयूट	सनशाइन विटामिन: हड्डियों के लिए लाभ
6.	2007	न्यू इंग्लैंड जर्नल ऑफ मेडीसन	विटामिन डी का अभाव
7.	2007	क्लीनिकल एंडोक्रीनोलॉजी एंड मेटाबॉलिज्म	विटामिन डी की भूमिका तथा कैल्शियम आई टाइप 2 डायबिटीज- एक पद्धतिबद्ध समीक्षा तथा विश्लेषण
8.	2008	अमेरिकन जर्नल ऑफ क्लीकिल न्यूट्रीशन	विटामिन डी से हारमोन डी: विटामिन डी एंडोक्राइन सिस्टम के फंडामेंटल, अच्छी सेहत के लिए अनिवार्य हैं।
9.	2008	डायबिटीज मोटापा तथा मेटाबॉलिज्म	टाइप 2 डायबिटीज मेलाइटस के पैथोजिनेसिस में विटामिन डी की भूमिका
10.	2008	डायबिटीज शिक्षा	विटामिन डी तथा डायबिटीज- धूप से न करें परहेज
11.	2009	क्लीनिकल एंडोक्रीनोलॉजी एंड मेटाबॉलिज्म	विटामिन डी की विस्तृत भूमिकाएं

छठा नियम:

डायबिटीज टाइप 1 व 2 के रोगियों को निम्नलिखित वस्तुएं नहीं खानी चाहिए

1. पनीर, दूध, मक्खन, घी व दही सहित सारे डेयरी उत्पाद।

2. चीनी, नमक व रिफाइंड तेल सहित अन्य रिफाइंड भोजन।

3. बिस्कुट, सॉस, जैम व ब्रेड आदि पैकेटबंद पदार्थ।

4. मछली सहित सभी प्रकार के जंतु उत्पाद।

सातवां नियम:

रोगी को कम से कम आधा घंटा या अधिक ऐसा कोई व्यायाम करना चाहिए, जिसमें उसे गहरी सांसें भरने का अवसर मिले। इसमें बैडमिंटन, तेज चाल से चलना, जॉगिंग या किसी श्वास संबंधी व्यायाम को शामिल कर सकते हैं।

आठवां नियम:

सबसे पहले सुबह उठने पर एक छोटा-सा (अपने नाखून के बराबर) अदरक का टुकड़ा व तुलसी के दस ताजे पत्ते अपने मुंह में डालकर धीरे-धीरे चबाएं। जैसे ही तुलसी व अदरक का रस आपकी आंतों में पहुंचेगा, आपके अग्नयाश्य(पैंक्रियाज़) को इंसुलिन बनाने की सूचना मिल जाएगी।

तुलसी और अदरक रस के बाद आप नारियल पानी ले सकते हैं। यह प्रकृति का लावणिक जल है। आपको यह जान लेना चाहिए कि डायबिटिक रोगी के रूप में, दवाइयां लेने के बाद, शरीर में आवश्यक लवणों की कमी हो जाती है। प्रात:काल कोशिकाओं की ग्रहण शक्ति अति क्रियाशील रहती है अत: प्रात:काल लिए गए नारियल पानी से उन लवणों की भरपाई होने में मदद मिलती है।

नाईट्रिक ऑक्साइड युक्त नाश्ता

यह डायबिटिक रोगियों के लिए बहुत ही शक्तिशाली व उत्प्रेरक नाश्ता हो सकता है। जैसा कि आप जानते हैं कि डायबिटिक रोगी के शरीर में ब्लड शुगर की मात्रा अधिक होने के कारण, रक्त नलिकाओं की भीतरी परत (एंडोथीलिअल परत) सूज जाती है, चिपचिपी हो जाती है या पूरे शरीर में यह

परत जम जाती है, जिससे दिल के दौरे व दिमाग के पक्षाघात होने का खतरा बढ़ जाता है। नाईट्रिक ऑक्साइड युक्त नाश्ता पर्याप्त मात्रा में नाईट्रिक ऑक्साइड उत्पादित करने में सहायक होता है, एंडोथीलिअल परत की सेहत में सुधार करता है, जिससे ब्लॉकेज तथा उससे जुड़े रोगों में सुधार होता है।

नाईट्रिक ऑक्साइड युक्त नाश्ता कैसे बनाएं

सामग्री:

50 ग्राम अंकुरित मूंग दाल, 50 ग्राम नारियल, 20 ग्राम रात भर भीगे बादाम, बड़ा टमाटर, मध्यम आकार का चुकंदर, 1 हरी मिर्च, कुछ धनिया पत्ते व स्वादानुसार नींबू

विधि:

1. चुकंदर का छिलका उतारें व छोटे टुकड़े काट लें।
2. अब टमाटर, हरा धनिया व हरी मिर्च भी बारीक काटें।
3. एक डोंगे में बादाम, अंकुरित मूंग दाल, टमाटर, चुकंदर, हरी मिर्च डालें।
4. इसमें स्वादानुसार नींबू मिला दें।

नाश्ते की मात्रा: प्लान के अनुसार(एचओबीएस व्हील के अनुसार)

नाश्ते को खाने में आधे घंटे का समय लगाएं।

सुबह के बाद का नाश्ता-

नाश्ते के दो-तीन घंटे बाद आपको अपने शरीर को फिर से घुलनशील कार्बोहाइड्रेट्स देने होंगे, जो आपको फलों से मिलेंगे। यहां मैं आपको पहले आपकी ब्लड शुगर की जांच करने की सलाह दूंगा। जैसे कि अधिकतर डायबिटिक रोगियों की तरह, आपको यह देखकर हैरानी होगी कि पिछले दिनों की तुलना में, उस दिन आपके ब्लड शुगर की मात्रा कम होगी और आपको उसकी पूर्ति के लिए दोपहर की दवा की खुराक में बदलाव लाना होगा। अगर कोई रोगी इंसुलिन पर है तो वे बोलस इंसुलिन की मात्रा घटा सकते हैं, जो कि उनके ग्लूकोमीटर की रीडिंग पर आधारित होगी। इस समय आपको करीबन 300 ग्राम खट्टे फल चुनने होंगे जो कि एक या दो प्रकार के हो सकते हैं। यहां आपको यह भी याद दिलाना बहुत महत्व रखता है कि आपका ब्लड शुगर का स्तर तीन कारकों पर निर्भर करता है।

1. आप क्या खाते हैं

2) आप कैसे खाते हैं (भोजन करने में लगा समय)

3) आपके भोजन की मात्रा

जब भी आप करीबन 300 ग्राम फल खाएं तो इसे खाने में आपको 20 मिनट का समय लगना चाहिए।

नौवां नियमः दोपहर का भोजन

यह लंच रेनबो वेज मील हो सकता है। यहां आपको यह समझ लेना चाहिए कि प्रकृति ने फलों तथा सब्जियों को अलग-अलग रंग दिए हैं और हर रंग, शरीर के साथ अलग ही तरीके से तालमेल कायम करता है। यह न केवल ब्लड शुगर के वांछित होमियोस्टेसिस को बनाए रखने में सहायक होता है बल्कि तापमान, शरीर के रक्तचाप के होमियोस्टेसिस तथा शरीर में जल के सम्मिश्रण व मिरनल के संतुलन को भी बनाए रखता है। वास्तविकता में, शरीर के सभी होमियोस्टेसिस आपस में अंदर ही अंदर जुड़े हैं और उनमें से, किसी एक में भी खराबी आ जाए तो दूसरे के लिए भी समस्या का कारण बन सकती है। शरीर का होमियोस्टेसिस बनाए रखने के लिए हमें न केवल रंगीन सब्जियां खानी होंगीं बल्कि इन्हें कच्चे रूप में खाने पर जोर देना होगा क्योंकि पकाने से उन पोषक तत्वों की योग्यता नष्ट हो जाती है जो शरीर के वर्तमान होमियास्टेसिस स्तर को सुधार सकते हैं।

लंच बनाने की विधि- रेनबो वेज मील

1. रेनबो वेज मील

सामग्रीः

2 बड़े आकार के टमाटर, 100 ग्राम फ्रेंच बींस, 2 बड़ी शिमला मिर्च, 1 हरी मिर्च, 50 ग्राम चना दाल, स्वादानुसार नींबू और धनिया।

विधिः

1. खीरे का छिलका उतार लें। अब टमाटर, खीरा व शिमला मिर्च के खाने योग्य छोटे टुकड़े काटें।

2. भीगी चना दाल को 20 मिनट तक धीमी आंच पर भाप में पकाएं।

3. इसे एक डोंगे में निकालें व सारी सब्जियां मिला दें। स्वाद के अनुसार हरी मिर्च, लहसुन व नींबू मिला दें। यह खाने के लिए तैयार है।

+

टमाटर डिप

सामग्री

1 टमाटर, 30 ग्राम ताजा नारियल, हरी मिर्च, लहसुन, नींबू का रस स्वादानुसार

विधि:

यह सारी सामग्री एक साथ पीस लें।

मात्रा के लिए एचओबीएस व्हील का अनुसरण करें।

एक औसत पुरुष के लिए इसकी मात्रा अनुमानत: आधा किलो होनी चाहिए।

इसे खाने में कम से कम आधे घंटे का समय लेना चाहिए।

शाम का नाश्ता (5 बजे)-

आपने सुबह के नाश्ते के बाद जो फल खाए थे, इस समय भी उन्हें ही खा सकते हैं पर अगर आपको दवा लेनी है या इंसुलिन लेने का समय है तो आपको पहले ब्लड शुगर का स्तर देखना होगा क्योंकि रेनबो वेज मील लेने के बाद उसमें बहुत कमी आ गई होगी। हालांकि इसके काम करने के पूरे तंत्र को समझाया नहीं जा सकता परंतु यह तीन प्रमुख भूमिकाएं निभाता है।

1) रेनबो वेज आंतों के लिए सहायक होता है कि वे रक्त प्रवाह में ग्लूकोज के अवशोषण के लिए नियमित हो सकें।

2) यह निष्क्रिय या सुप्त बीटा कोशिकाओं को जाग्रत करता है।

3) यह मांसपेशियों व ऊतकों के इंसुलिन प्रतिरोध को घटाता है।

रात का भोजन

आपको अपना रात का भोजन आठ बजे तक ले लेना चाहिए क्योंकि इसके बाद शरीर का सिरकैडियन क्लॉक एक अलग मोड में आ जाता है। शरीर में मेटाबॉलिज्म की दर घट जाती है और वृद्धि तथा रख-रखाव की ओर उसका केंद्र अधिक हो जाता है।

डिनर की डाइट भी लंच की तरह ही हो सकती है।

दसवां नियम

एमरजेंसी के लिए या कुछ नयापन लाने के लिए, नाइट्रिक ऑक्साइड युक्त नाश्ते व 'हवाई मील' का विकल्प: कोई भी चार तरह की सब्जियां लें, उनके रंग अलग हों तो ठीक रहेगा, उनमें एक कड़वी हो सकती है, जैसे करेला। उन्हें तकरीबन 15 मिनट तक भाप में पकाएं। भोजन की मात्रा व उसे खाने में लगा समय उतना ही होना चाहिए, जितना कि नियत लंच, डिनर या नाश्ते के लिए निर्धारित किया गया है।

नोट:

1.कच्ची सब्जियाँ और फल मौसम के अनुसार बदली जा सकती हैं।

2. कच्ची सब्जियों की मात्रा उम्र / लिंग / भूख के हिसाब से कम ज्यादा की जा सकती है।

ग्यारहवां नियम

रोगियों के प्रकार

मैंने अपने ऑफिस में आने वाले रोगियों को उनकी संकल्प शक्ति तथा बदलाव के लिए उनके रवैए के आधार पर चार श्रेणियों में बांटा है।

1. रोगी अ – मजबूत संकल्प शक्ति

2. रोगी ब – संयमित संकल्प शक्ति

3. रोगी स – दुर्बल संकल्प शक्ति

4. रोगी द – कोई संकल्प शक्ति नहीं

आप निम्नलिखित सूची के अनुसार समझ सकते हैं कि डायबिटीज को पूरी तरह से समाप्त करने के लिए डी1डी2सी आहार को कैसे अपनाया जा सकता है:

श्रेणी	**श्रेणी अ**	**श्रेणी ब**	**श्रेणी स**	**श्रेणी द**
जीवन के प्रति रोगी का मानसिक रवैया तथा मनोस्थिति	मजबूत संकल्प शक्ति के स्वामी। डी1डी2 सी आहार का पालन कर सकते हैं।	संयमित संकल्प शक्ति के स्वामी डी1डी2 सी आहार का पालन 70% कर सकते हैं।	दुर्बल संकल्प शक्ति के स्वामी डी1डी2 सी आहार का पालन 40% कर सकते हैं।	ऐसे रोगियों में कोई संकल्प शक्ति नहीं होती। ये कोई बदलाव नहीं चाहते।
लचीलापन	कोई बदलाव नहीं	लंच तक 100% पालन करें। डिनर के लिए भारतीय डिनर लें पर उसमें 300 ग्राम सलाद अवश्य शामिल करें।	नाश्ते व उसके बाद के अल्पाहार के लिए डाइट का पालन करें। लंच व डिनर पारंपरिक तरीके से ही लें पर हर भोजन में 300 ग्राम सलाद शामिल करना न भूलें।	यह पुनः स्वस्थ होने का अधिकार नहीं रखते।
रोग मिटने में लगा कुल समय	24 घंटों से एक सप्ताह के बीच	करीबन एक से तीन माह	3 माह से अधिक	यह आजीवन डायबिटीज के रोगी बने रहेंगे।

सामान्यतः पूछे जाने वाले प्रश्न और उनके उत्तरः

प्रश्नः डॉक्टर! आपने सारे दुग्ध उत्पाद लेने को मना कर दिया है, हमारे शरीर को कैल्शियम कैसे मिलेगा? आपको नहीं लगता कि हमारी हड्डियां कमजोर हो जाएंगीं?

उत्तरः यह एक भ्रम है कि दूध से हमारे शरीर की कैल्शियम की पूर्ति होती है बल्कि यह तो हमारे शरीर में कैल्शियम विषाक्तता का कारण बनता है और अकसर इससे किडनी व गॉलब्लैडर स्टोन भी हो जाता है। इस धरती पर कोई भी पशु, अपने जन्म के कुछ माह के बाद, दूध नहीं पीता। क्या आपको नहीं लगता कि दूध छोड़ने पर अब तक तो सारे जानवर बैसाखियों के सहारे पर आ गए होते। वास्तव में तो जानवरों की हड्डियों का घनत्व, हमारी हड्डियों के घनत्व से 6 से 10 गुना अधिक होता है। इसमें विभिन्न प्रकार के पशु तथा कुत्ते इत्यादि शामिल हैं।

प्रश्नः इस डी1डी2सी डाइट में कार्बोहाइड्रेट्स की मात्रा काफी कम हो जाती है क्योंकि इसमें अनाज व मिठाईयों को शामिल नहीं किया गया, इस पर आप क्या कहेंगे?

उत्तरः डी1डी2सी डाइट में आप फलों व सब्जियों से कार्बोहाइड्रेट्र्स ग्रहण करेंगे। यूएसडीए स्टैंडर्ड के अनुसार एक औसत पुरुष के भोजन के लिए वांछित कार्बोहाइड्रेट्स की मात्रा 130ग्रा/दिन बताई गई है। इस डाइट द्वारा आप वांछित मात्रा से औसतन डेढ़ गुना कार्बोहाइड्रेट्स पा लेंगे।

प्रश्नः आप प्रोटीन व माईक्रोपोषक तत्वों के बारे में क्या कहेंगे?

उत्तरः आप इस डाइट में जो अवशोषित होने वाले प्रोटीन की मात्रा ग्रहण करेंगे, वह तकरीबन आपको अनुशंसित प्रोटीन की मात्रा से दुगनी होगी। इसमें आयरन, आयोडीन व फॉलिक एसिड आदि माईक्रोपोषक तत्वों का समावेश भी आयु, वजन व कद आदि को ध्यान में रख कर किया जाता है।

यहां हमें यह समझ लेना चाहिए कि हमारे द्वारा लिए जा रहे प्रोटीन, कार्बोहाइड्रेट्स व अन्य पोषक तत्वों की मात्रा, हमारे द्वारा लिए जा रहे भोजन के प्रत्यक्ष अनुपात में नहीं होती बल्कि यह हमारे द्वारा लिए जा रहे भोजन के

स्रोत पर निर्भर करती है। जैसे:

1. एक व्यक्ति ताजा संतरा खाता है।(इसमें 100 एमजी विटामिन सी है।)

2. दूसरा व्यक्ति 100 एमजी विटामिन-सी की गोली खाता है।

जब हम 100 एमजी विटामिन-सी की गोली(जो अवशोषित रूप में है) लेते हैं तो हमारा शरीर उसका केवल पांच% ही ग्रहण व अवशोषित कर पाता है जबकि ताजे संतरे का सारा विटामिन सी अवशोषण करने योग्य होता है और शरीर उसके 95% का उपयोग कर पाएगा।

प्रश्न: क्या इस आहार के कुछ दुष्प्रभाव हैं?

उत्तर: नहीं, इस आहार से कोई दुष्प्रभाव नहीं होता बल्कि कई लोगों के पेट के आसपास जमा अवांछित चर्बी कम हो जाती है। कुछ लोगों को पतला पाखाना (लूज़ मोशन) आने की शिकायत हो सकती है जो कि इस आहार का शरीर-तंत्र को स्वच्छ रखने का प्रभाव है।

प्रश्न: हमें यह आहार कितने समय तक लेना होगा?

उत्तर: सुरक्षात्मक तरीके से आप चाहे जितने लंबे समय तक इसे ले सकते हैं, परंतु अच्छे परिणामों के लिए आपको 15 दिन बाद हमसे दोबारा परीक्षण करवा सकते हैं ताकि स्वास्थ्य में आए सुधार के अनुसार ही परिर्वतन किया जा सके।

यह समझा जा सकता है कि इलाज के लिए तय की जाने वाली डाइट, मेडीकल इतिहास, वर्तमान स्थिति, ली जाने वाली दवा तथा निश्चित रूप से रोगी की लंबाई, भार तथा कमर के आकार पर निर्भर करेगी। कई रोगी ऐसे भी होते हैं जो कई दूसरे रोगों से भी ग्रस्त होते हैं जैसे- डायबिटीज के साथ उच्च रक्तचाप का होना या पिछले कुछ सालों से हृदय रोग और उसके बाद डायबिटीज से ग्रस्त होना या केवल डायबिटीज होना और साथ ही कब्ज या कुछ समय के लिए मानसिक अवसाद से ग्रस्त होना। इसका मतलब है कि ऐसी कोई एक डाइट नहीं हो सकती जो कि सबके लिए उपयुक्त व अनुकूल हो। कोई डाइट या आहार लेने पर शरीर कैसी प्रतिक्रिया दे रहा है, उसके आधार पर ही उसमें सुधार लाने पड़ सकते हैं। हालांकि हम सारी प्रक्रिया को आपके लिए

सरल बना रहे हैं ताकि आप कम से कम एक अच्छी शुरूआत तो कर सकें, मैं आपके लिए डी1डी2सी डाइट का एक नमूना तैयार कर रहा हूं, जिसके साथ आप इस रोग की चिकित्सा की यात्रा का शुभारंभ कर सकते हैं। मैं समझ सकता हूं कि मनुष्य सदैव परिवर्तन के लिए प्रतिकूल प्रतिक्रिया ही देता है, तो मैं आपको परामर्श दूंगा कि आप इस डाइट का पालन कुछ निश्चित चरणों के साथ ही करें। उदाहरण के लिए, आप पूरी तरह से डी1डी2सी डाइट को अपनाने की बजाए पहले 2-3 दिन में केवल नाश्ते को ही शामिल करें और उसके बाद लंच तथा डिनर में भी इसे अपनाया जा सकता है।

आपने पूरी डाइट में यह ध्यान दिया होगा कि इसमें अनाज को शामिल नहीं किया गया है। अधिकतर लोगों को यह भय हो सकता है कि शरीर को आवश्यक कार्बोहाईड्रेट्स नहीं मिल सकेंगे क्योंकि तकरीबन सभी लोगों का यही मानना है कि अनाज ही कार्बोहाइड्रेट्स तथा एनर्जी पाने का एकमात्र स्रोत हैं। इसके विपरीत, इस डाइट से आपको उस मात्रा से भी अधिक कार्बोहाइड्रेट्स मिल रहे हैं, जिन्हें लेने की अनुशंसा यूएसडीए द्वारा की गई है।

ठीक इसी तरह, इस डाइट में हमने डेयरी उत्पादों को भी शामिल नहीं किया है, परंतु इस भोजन से शरीर को कैल्शियम की भी भरपूर मात्रा प्राप्त होगी, जितनी कि आपको प्रतिदिन लेनी चाहिए। यह डाइट आपको आपके शरीर के लिए प्रतिदिन लिए जाने वाले प्रोटीन, कार्बोहाइड्रेट्स, वसा तथा मिनरल की पूरी मात्रा देती है जिसमें कैल्शियम, आयरन, विटामिन व सोडियम आदि भी शामिल है। केवल पोषक तत्व के स्रोत में बदलाव आता है और वही सबसे बड़ा अंतर पैदा करता है। जैसा कि आप अध्याय-4 में भी पढ़ चुके हैं कि सारे प्रोटीन, वसा व कार्बोहाइड्रेट्स आदि एक से नहीं होते। कोई पोषक तत्व शरीर में जाकर कैसी प्रतिक्रिया देगा, यह कई कारकों पर निर्भर करता है, जिसमें उसका स्रोत तथा भोजन करते समय उपस्थित परिस्थितियां भी निर्भर करती हैं।

यही कारण है कि मैं अपने रोगियों को परामर्श देते समय, इस बात पर अधिक बल देता हूं कि वे अपने भोजन को आराम-आराम से चबाकर, धीरे-धीरे खाएं और मानसिक शांति बनाए रखें, इससे बहुत सकारात्मक प्रभाव पड़ता है। ठीक इसी तरह और भी कई कारक महत्व रखते हैं जैसे रोगी को प्रतिदिन आधा घंटा

व्यायाम करना चाहिए, कम से कम 30 मिनट सूरज की रोशनी में रहना चाहिए; इनसे रोगमुक्ति पाने में बहुत मदद मिलती है। यहां यह समझ लेना भी बहुत महत्व रखता है कि जब भी आप इन सभी कारकों जैसे– प्रतिदिन आधा घंटा व्यायाम करना, कम से कम 30 मिनट सूरज की रोशनी में रहना तथा मानसिक शांति बनाए रखना आदि को अपनाते हैं तो आपके शरीर में *कोलेट्रल आर्टरीज़* को सक्रिय करने की योग्यता उत्पन्न होती है, मेडीकल भाषा में इसे *नेचुरल बाईपास या आर्टिरियोजिनेसिस* कहते हैं, जिसमें आर्टरी में जमाव होने के बाद, स्वयं ही नई रक्त धमनियां तैयार हो जाती हैं, जिससे वांछित रक्तचाप बना रहता है तथा दिल के दौरे व दिमाग के पक्षाघात होने का खतरा भी समाप्त हो जाता है। नई धमनियां बनने से शरीर को ऑक्सीजन की भी भरपूर मात्रा मिलने लगती है जो कि जमाव वाली धमनियों के कारण नहीं मिल पा रही थी, ऑक्सीजन की भरपूर मात्रा मिलने से विभिन्न प्रकार के कैंसरों तथा ट्यूमरों की वृद्धि पर भी रोक लग जाती है।

अध्याय-8

संसार के सबसे दीर्घायु व्यक्ति से सीख

21 अगस्त, 2014 का दिन था। मैं अपने नए ई-मेल देखने के लिए, कंप्यूटर खोलकर बैठा था। तभी मैंने जो देखा, वह न केवल मेरे पास अब तक आई ई-मेलों में से, सबसे अच्छी ई-मेल थी बल्कि मानवजाति के लिए एक उल्लेखनीय उपलब्धि भी थी। यह ई-मेल, धरती के सबसे अधिक आयु वाला व्यक्ति होने का एक दावा था। सबसे अधिक आयु वाले मनुष्य का वर्तमान रिकॉर्ड (जन्म मार्च 5, 1898) *मिसाओ ओकावा* नामक जापानी महिला के नाम है और इस पुस्तक लेखन के दौरान उनकी आयु 116 वर्ष है। जबकि मुझे नए ई-मेल के माध्यम से सर्वाधिक आयु वाला जो दावा मिला, वह 121 वर्ष की महिला का था। एशिया बुक ऑफ रिकॉर्ड का प्रमुख संपादक होने के नाते मुझे लंबी आयु वाले व्यक्तियों के जीवन को निकट से देखने और समझने के बहुत अवसर प्राप्त हुए हैं। हाल ही में एक दीर्घायु उपलब्धि का रिकॉर्ड प्राप्त हुआ था। 17 मार्च, 2012 को विश्व के सबसे पहले व्यावसायिक बॉडी बिल्डर

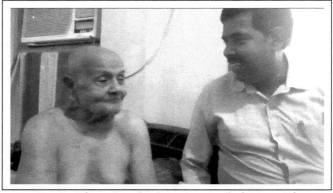

इंडिया बुक ऑफ रिकॉर्डस अधिकारी श्री समर चक्रवर्ती के साथ पॉकेट हरक्युलस

श्रीमान मनोहर ऐच (जिन्हें प्यार से पॉकेट हरक्युलस के नाम से जाना जाता है।) ने 100 वर्ष की आयु का आंकड़ा पार कर लिया है।

जहां मानव श्रेष्ठता के रिकॉर्ड दर्ज करना मेरे काम का एक हिस्सा है, जैसा कि आपको इस पुस्तक के माध्यम से ज्ञात होगा कि आपको एक स्वास्थ्य कार्यकर्ता के रूप में जानकारी देना भी मेरे कामों की सूची में आता है। इस तरह मुझे न केवल रोगियों के निकट संपर्क में आने के अवसर मिले हैं, बल्कि मुझे विश्व के सबसे रोगी राष्ट्र (कुवैत, जहां डायबिटिक रोगियों का प्रतिशत सबसे अधिक 17.5% है) में समय बिताने का अवसर भी मिला है। अब मनुष्य की सेहत के दोनों बिंदुओं को साथ-साथ रखते हुए, इनके रोग की पहेली को समझना व सुलझाना आसान होगा। मेरा यह दृढ़ विश्वास है कि स्वस्थ जीवन व्यतीत करने की समझ पाने के लिए, किसी मेडीकल कॉलेज में एक दशक बिताने की बजाए सबसे अधिक लंबी आयु के व्यक्तियों की जीवनशैली का अध्ययन आपको सच के कहीं अधिक निकट ले जा सकता है। यदि मेडीकल कॉलेज

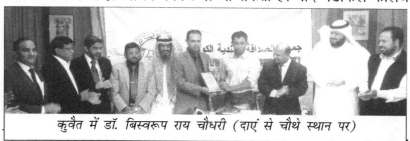

कुवैत में डॉ. बिस्वरूप राय चौधरी (दाएं से चौथे स्थान पर)

अन्य जनसंख्या की तुलना में स्वस्थ होते। दरअसल इन दिनों डॉक्टर अन्य लोगों की तुलना में, अधिक रोगी दिखाई देते हैं इसलिए मैं कभी भी दीर्घायु व्यक्तियों के जीवन को निकट से जानने-समझने के अवसर को हाथ से जाने नहीं देता।

मैंने वह मेल पढ़ते ही तत्काल अपनी वियतनाम स्थित मेडीकल टीम से संपर्क किया। हो-ची-मिन्ह शहर के एक लोकप्रिय कार्डियक सर्जन डॉ. हीप हांग हमारी वियतनाम मेडीकल टीम के प्रमुख हैं। मैंने उन्हें उस दीर्घायु महिला का नाम, टेलीफोन नंबर व पते के साथ सारी जानकारी मेल कर दी। जब मेरी मेडीकल टीम को 121 वर्षीय महिला से, उसके घर पर औपचारिक मुलाकात करने का मौका मिला तो उनका उद्देश्य दावे की सत्यता की परख के साथ-साथ, उनकी दीर्घायु के पीछे छिपा रहस्य जानने का भी था।

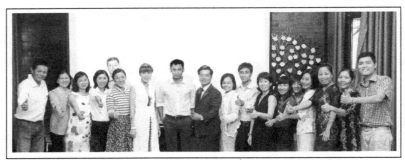

वियतनाम मेडिकल टीम (डॉ. बिस्वरूप राय चौधरी बाएं से सांतवे स्थान पर)

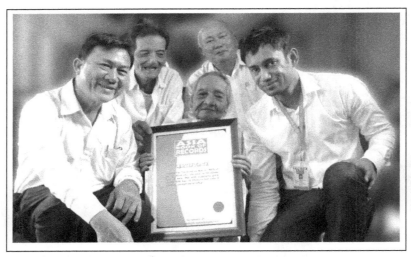

डॉ. बिस्वरूप राय चौधरी तथा सबसे दीर्घायु महिला न्गुयेन थी थ्रू

श्रीमती न्गूयेन थी थ्रू व उनके परिवार के साथ हुए वार्तालाप के दौरान डॉक्टर हीप ने ऐसे निम्नलिखित पांच रहस्यों का पता लगाया, जो उस महिला की लंबी आयु के लिए सहयोगी कारक रहे होंगे।

पहला रहस्यः

वे बचपन से ही फलों की शौकीन थीं और बहुत फल खाया करतीं। उनका सबसे प्रिय फल केला था। आइए जानने की कोशिश करें कि फल खाने की आदत की उनकी लंबी आयु के योगदान में क्या भूमिका हो सकती है। *नोबेल*

पुरस्कार विजेता विज्ञान 2012 का संदर्भ लें तो यह बताता है कि आप कितने समय तक जीवित रहेंगे, यह इस बात पर निर्भर करता है कि हर कोशिका के क्रोमोसोम के अंत में, सुरक्षात्मक परत टीलोमर की लंबाई कितनी है। समय के साथ-साथ इसकी लंबाई घटती जाती है। इसे समझने के लिए हमें जूते के तस्मे का उदाहरण लेना होगा। कल्पना करें कि जूते का तस्मा किसी कोशिका का क्रोमोसोम है और और अंत में जूते की प्लास्टिक कोटिंग टीलोमर है।

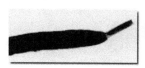 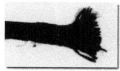

अब जूते के तस्मे (क्रोमोसोम) की लंबी आयु अंत में की गई प्लास्टिक कोटिंग (टीलोमर) की सुरक्षात्मक योग्यता पर निर्भर करती है। टीलोमर की सुरक्षात्मक योग्यता एक विशेष रसायन पर निर्भर करती है जिसे टीलोमरेज़ कहते हैं, जिसे शरीर उत्पन्न करता है। नोबेल पुरस्कार विजेता वैज्ञानिक एलिजाबेथ ब्लैकबर्न के अनुसार;

तीन माह तक कच्चे फल व सब्जियां खाने से

⇩

टीलोमरेज़ की उत्पादकता में वृद्धि

⇩

टीलोमर में 30% तक वृद्धि

दूसरा रहस्य-

वे कभी कोई रिफाइंड पदार्थ नहीं खातीं। यहां तक कि चीनी भी उसके मूल रूप में ही लेती हैं। हम उनकी लंबी आयु के साथ इस आदत को कैसे जोड़ सकते हैं? इसे समझने के लिए एक ऐसी कार का उदाहरण लें, जिसके साथ स्टेपनी भी दी गई है। इस स्टेपनी का मतलब यही है कि अगर सफर के दौरान आपकी कार का एक टायर पंक्चर हो जाए तो आप उसे ठीक करके लगवाने तक, स्टेपनी लगाकर, अपना सफर जारी रख सकते हैं। ठीक इसी तरह, मनुष्य

के शरीर में भी असंख्य माईक्रो स्टेप्नी होती हैं जो आपातकाल में शरीर की सुरक्षा करती हैं ताकि आप अपने जीवन की यात्रा जारी रख सकें। शरीर की यह स्टेप्नियां *कॉलेट्रल आर्टरीज़* कहलाती हैं।

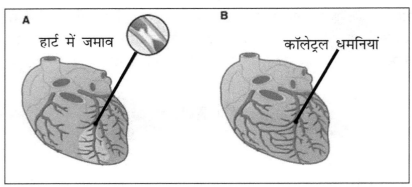

जैसा कि ऊपर के चित्र में दिखाया गया है, कॉलेट्रल आर्टरीज प्रायः सुप्त अवस्था में रहती हैं और अगर प्रमुख धमनियां जाम हो जाएं और रक्त के प्रवाह में बाधा आए तो शरीर वैकल्पिक तरीके का प्रयोग करता है यानी कॉलेट्रल धमनियों को खोल देता है। शरीर द्वारा कॉलेट्रल धमनियों को खोलने की यह योग्यता *एनेस्थोमोसिस* कहलाती है और शरीर का सारा सुरक्षात्मक तंत्र *नेचुरल बाईपास* कहलाता है। शरीर की यह योग्यता किसी व्यक्ति को दिल का दौरा पड़ने से, दिमाग के पक्षाघात सहित प्राणघातक मेडीकल आपातकाल से रक्षा कर सकती है। लेकिन जब कोई व्यक्ति बहुत अधिक मात्रा में रिफाइंड भोजन लेने लगता है जैसे रिफाइंड चीनी, नमक, तेल तथा अन्य प्रकार के पैकेटबंद खाद्य पदार्थ आदि, तो उसकी यह योग्यता समाप्त होने लगती है। मेरे क्लीनिकल अनुभव (मेरी पुस्तक हार्ट माफिया में वर्णित) कहते हैं कि जब भी मेरे पास कोई हृदय रोगी 70% या उससे अधिक धमनियों के जमाव के साथ आता है तथा उन्हें एंजियोप्लास्टी या बाई-पास सर्जरी करवाने का निर्देश मिला होता है, तो केवल दो सादे निर्देशों के पालन के साथ, वह अपने रोग से मुक्ति पा लेता है। तथा उसे एंजियोप्लास्टी तथा बाई-पास की जरूरत नहीं पड़ती।

1. सभी प्रकार का रिफाइंड भोजन खाना बंद करें।

2. अधिकतर कच्चे फल व सब्जियां ही ग्रहण करें।

मेरे एक रोगी का ताजा उदाहरण आपके लिए प्रस्तुत है। वे 47 वर्ष के हैं और उन्हें दो साल पहले स्टेंट लगाए गए थे। एंजियोग्राफी से पता चला कि जिस हिस्से में स्टेंट लगा था, वहां फिर से 80% से अधिक ब्लॉकेज हो गई है और उन्हें बाईपास सर्जरी करवाने की सलाह दी गई। मैंने उन्हें एक विशेष डाइट (रिफांइड फूड से रहित तथा कच्चे फल व सब्जियों से भरपूर) लेने की सलाह दी ताकि तीन माह तक उसका सेवन करने के बाद उनका शरीर कॉलेट्रल धमनियों का प्रयोग करने में सफल हो जाए और वे बाईपास सर्जरी का शिकार होने से बच जाएं। (बाईपास सर्जरी की हानियों के बारे में मेरी पुस्तक 'हार्ट माफिया' में पढ़ें)

वे केवल एक माह व कुछ दिन तक ही मेरी डाइट पर चलने में सफल रहे परंतु समाज व डॉक्टरों की सलाह (या गलत सलाह) के कारण उन्होंने *मेदांता अस्पताल* में अपनी बाईपास सर्जरी करवा ली। वह सर्जरी डॉ. नरेश त्रेहान द्वारा की गई थी। सर्जरी के बाद उनके सहायक सर्जन डॉ. विनय अग्रवाल ने मेरे रोगी को सूचित किया कि वे कुछ कॉलेट्रल धमनियों के लक्षण देख सकते थे, जो कि नेचुरल बाईपास के लिए काम कर रही थीं। इससे पहले जब उन्होंने एंजियोग्राफी की थी तो ऐसी कोई धमनियां देखने में नहीं आई थीं। यह अपने-आप में कौतूहल व आश्चर्य का विषय था कि एक ही माह में ऐसा क्या हुआ, जिसके कारण इतना सकारात्मक विकास देखने को मिला। मेरे रोगी श्रीमान आलोक कुमार श्रीवास्तव का ऊपर दिया गया उदाहरण तथा 1998 के नोबेल पुरस्कार विजेता विज्ञान (डॉ. इग्नारो द्वारा वर्णित) से स्पष्ट होता है कि अगर आप शरीर को उपयुक्त आहार देते हुए, अनुकूल वातावरण में रखते हैं तो शरीर अपनी कॉलेट्रल धमनियों को खोलकर उन्हें प्रयोग में ला सकता है और रोगी की प्राणघातक रोगों जैसे डायबिटीज, दिल के रोग, किडनी की खराबी तथा कई प्रकार के कैंसरों से रक्षा हो सकती है।

तीसरा रहस्य-

अगर आप बीमार हो गए हैं तो अस्पताल न जाएं:

हालांकि यह बात आपकी लंबी आयु के बारे में सोचकर कही जाए तो ऐसा लगेगा कि बिलकुल गलत कहा जा रहा है और ये भ्रामक है, परंतु यदि आप यह

जान लें कि अस्पतालों में होने वाली भूलों तथा इलाजों/दवाओं के दुष्प्रभाव के कारण कितने लागों की जानें जाती हैं तो शायद आपको मेरी यह बात समझ आ जाएगी (मैंने अपनी पुस्तक 'हॉस्पिटल से जिन्दा कैसे लौटें' में इसकी व्याख्या की है)

जैसा कि आपने इस पुस्तक में देखा कि मेडिकल विज्ञान, फरेब से भरा है क्योंकि इसमें अत्यधिक व्यवसायीकरण हो गया है। अगर आप इस तथ्य को गंभीरतापूर्वक समझना चाहते हैं तो आपको कुछ माह पहले (21 अगस्त, 2014) के शर्मनाक मेडीकल खुलासे के बारे में विचार करना होगा। यह खुलासा एमएमआर वैक्सीन (मीजल्स, मम्स, रुबेला वैक्सीन) के बारे में है। यह वैक्सीन भारत में लगभग अनिवार्य है, जिसे शिशुओं को 12 माह की आयु के आसपास लगाया जाता है। *सेंटर ऑफ ड्रग कंट्रोल* (सीडीसी यूएसए सरकार की एक संस्था है) के एक वैज्ञानिक *डॉ. विलियम थॉमसन* ने 21 अगस्त, 2014 को खुलासा किया कि सीडीसी(CDC) ने जान बूझकर, व्यावसायिक हितों को ध्यान में रखते हुए, उन सभी साक्ष्यों को छिपाया है जो यह प्रमाणित करते हैं कि एमएमआर वैक्सीन देने से अश्वेत नवजातों में ऑटिज्म होने की संभावना 350% तक बढ़ जाती है। उन्होंने अपने दावे के साथ ही कुछ गुप्त दस्तावेज भी प्रकट किए, जो 2002 तथा 2003 के थे (मैं अपने खोजी स्वास्थ्य पत्रकारिता नेटवर्क के माध्यम से अमेरिकी सरकार के कुछ बहुत ही गोपनीय दस्तावेज पाने में सफल रहा)। अब आप इस पहेली को आसानी से सुलझा सकते हैं।

- 1971 में, एमएमआर वैक्सीन आने से पूर्व, 500 में से 1 बालक ऑटिस्टिक हुआ करता था।
- अब 35 में से 1ऑटिज्म से ग्रस्त होता है।

क्यों?

आज अनेक शोधों से, सैंकड़ों बार यह प्रमाणित हो चुका है कि जिन विविध प्रकार के वैक्सीनों को रक्षा के लिए प्रयोग में लाया जा रहा है, वे वास्तव में बच्चो में मानसिक अव्यवस्था का कारण बन रहे हैं।

मैं इस बात को पूरे दावे से कह सकता हूं कि आजकल के अल्ट्रा मॉर्डन सुपर स्पेशलिटी अस्पताल मरीजों के लिए नहीं, बल्कि मुनाफा कमाने के लिए बनाए गए हैं। इसलिए यदि आप अपनी सेहत को बचाना चाहते हैं तो अस्पताल जाने से बचें या मैं आपको सलाह दूंगा कि आप मेरी पुस्तक 'हॉस्टिपल से जिंदा कैसे लौटें' अवश्य पढ़ें।

चौथा रहस्य – जीवन के प्रति सदैव आशावादी बने रहें।

मेरा यह दृढ़ विश्वास है कि जीवन के प्रति सकारात्मक रवैया मनुष्य की लंबी आयु के लिए एक महत्वपूर्ण कारक है। हमें यह अवश्य समझना चाहिए कि शरीर में भोजन का मेटाबॉलिज्म कई कारकों पर निर्भर करता है, उनमें से खाना खाते समय व्यक्ति की मनोस्थिति भी एक है।

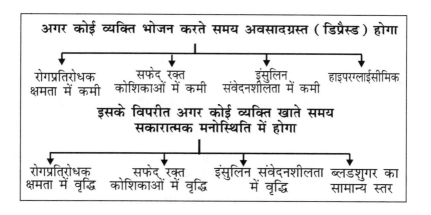

मानव शरीर पर मूड के प्रभाव को समझने के लिए आपको निम्नलिखित तंत्र को समझना होगा (मैंने अपनी पुस्तक 'हील विदाउट पिल' में इसकी व्याख्या की है), जो कि यह बताता है कि मन की सकारात्मक अवस्था तथा रोग से मुक्ति की आशा मिलकर, किसी भी रोग को पूरी तरह से मिटाने में कैसे अहम भूमिका निभाते हैं।

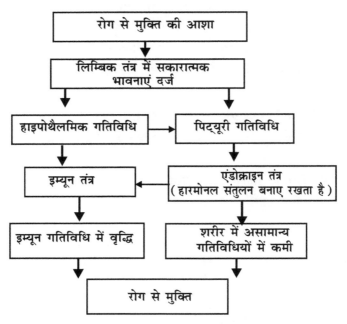

माइंड/बॉडी मॉडल ऑफ रिकवरी (मन व शरीर के आरोग्य का मॉडल)

रोग से मुक्ति की आशा

जब आपके मन में अपने रोग से मुक्ति के लिए पूरा विश्वास होता है और आप सामने आने वाली समस्याओं का नए सिरे से सामना करने के लिए तैयार होते हैं, तो जीवन के लिए एक ऐसी पहल पैदा होती है जिसमें आशा व प्रत्याशा का मेल छिपा होता है।

सकारात्मक भावनाओं की वापसी

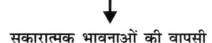
लिम्बिक तंत्र में आशा व उम्मीद की भावनाएं नए सिरे से दर्ज होती हैं।

हाइपोथैलमिक गतिविधि

जब यह भावनाएं लिम्बिक तंत्र में दर्ज होती हैं तो यह संदेश हाइपोथैलमस तक जाता है और वह संशोधित भावात्मक अवस्था को प्रकट करता है जिसमें जीने के लिए संकल्प शक्ति भी शामिल होती है। फिर हाइपोथैलमस पिट्यूरी ग्रंथि को संदेश भेजता है जो कि संशोधित भावात्मक अवस्था से स्पष्ट होता है।

↓

इम्यून तंत्र

इसके बदले में हाइपोथैलमस इम्यून तंत्र को दबाने के कार्य को पलट देता है ताकि शरीर का रक्षा तंत्र, एक बार फिर से शरीर की असामान्य गतिविधियों के लिए खड़ा हो सके और उनका सामना करे।

↓

पिट्यूटरी गतिविधि/ एंडोक्राइन तंत्र

एंडोक्राइन तंत्र के एक भाग के रूप में पिट्यूरी या पीयूष ग्रंथि हाइपोथैलमस से संदेश लेती है, सारे एंडोक्राइन तंत्र को संदेश देती है तथा शरीर के हारमोनल संतुलन को फिर से कायम कर देती है।

↓

शरीर में असामान्य गतिविधियों में कमी

जब हारमोन का संतुलन सही हो जाता है तो शरीर में असामान्य गतिविधियों में कमी आ जाती है और शरीर रोग से लड़ने के लिए अपने रक्षा तंत्र को मजबूत बनाने में जुट जाता है।

पांचवां रहस्य -

दूसरों की मदद करना।

डॉ. हीप ने मुझे बताया कि श्रीमती न्गूयेन थी थ्रू दूसरों की मदद करने को भी बहुत महत्व देती हैं जो कि उनके लंबे व रोगमुक्त जीवन के रहस्यों में से एक

है। वे हमेशा यही बल देती हैं कि मनुष्य को किसी दूसरे की मदद करने के किसी भी अवसर को खोना नहीं चाहिए। हममें से अनेक लोगों को, 'दूसरों की मदद करने' जैसे बिंदु का लंबे जीवन से संबंध होना, थोड़ा विचित्र व अवैज्ञानिक लग सकता है।।

किसी दूसरे की मदद करने से आपकी सेहत पर सकारात्मक प्रभाव कैसे पड़ सकता है। इस बात को समझाने के लिए मुझे अपनी पुस्तक '*जीवन की प्रत्येक परीक्षा में सफलता पाने के लिए वैज्ञानिक उपाय*' से एक पृष्ठ उधार लेना होगा:

विचार की यात्रा

हमारे बीच का आकाश, वायु तथा स्थान अदृश्य है और ऐसा लगता है कि उसका कोई अस्तित्व ही नहीं है और यह भी उन्हीं अणुओं, परमाणुओं तथा हाईड्रोजन, ऑक्सीजन व नाईट्रोजन आदि के मेल से बना है, जिनसे हमारा शरीर तथा अन्य भौतिक वस्तुएं बनी हैं। चूंकि हम अपने शरीर को देख सकते हैं इसलिए वे हमें वास्तविक लगते हैं परंतु वायु के परमाणु हमारी दृष्टि की सीमा में नहीं आते तो हमें लगता है कि उनका कोई अस्तित्व ही नहीं है। और हमें अपने बीच का स्थान शून्य जान पड़ता है।

जीवविज्ञान के क्षेत्र में हुए प्रयोगों ने हमें उस स्थान के विषय में जानने में मदद की है, जिसमें हम रह रहे हैं।

वैज्ञानिकों ने पाया है कि हमारे विचार उन परमाणुओं में बदल जाते हैं, जिन्हें हम न्यूरो-पेप्टाइड कहते हैं। भावों के लिए भी ठीक वैसा ही होता है। भाव वे भावनाएं हैं, जिन्हें हम अपनी धारणा तथा सोच के बाद पाते हैं।

भाव, सेंसरी यानी संवेदी स्तर के विचार हैं। यह खोज निश्चित प्रकार से रहस्यमयी व असाधारण तथ्यों को प्रकट करती है। क्या आपने कभी किसी कक्ष में जाने के बाद अचानक बहुत बेचैनी-सी अनुभव की है? क्या आपको ऐसा लगा है कि आप किसी बहस या झगड़े के बीच आ गए हैं? आप उसे कैसे भांप सके?

बहुत आसान है, आप उस रिक्त स्थान में तैर रहे न्यूरो-पेप्टाइड परमाणुओं के संपर्क में आए, जिन्हें उस कमरे में पहले से मौजूद किसी व्यक्ति द्वारा उत्पन्न किया गया था।

दरअसल, आप किसी खाली कमरे में जाकर भी वहां कुछ देर पहले घटी घटना का अनुमान लगा सकते हैं। अगर वहां कुछ बुरा हुआ है तो आप वहां की गंध से उसे जान सकते हैं। कठिनाई, क्रोध या अन्य प्रकार के भावों को भी आसानी से अपनी सीमित इंद्रियों के माध्यम से जाना जा सकता है। इसे ही हृदय का इलैक्ट्रोमैग्नेटिक क्षेत्र कहते हैं। यह मनुष्य के शरीर द्वारा उत्पन्न किया जाने वाला सबसे शक्तिशाली रिदमयुक्त क्षेत्र है, जो कि न केवल शरीर की कोशिका तक व्याप्त है बल्कि हमारे आसपास स्थित स्थान की सभी दिशाओं तक भी जाता है। संवेदनशील उपकरणों की सहायता से, काफी दूरी से भी कार्डियक फील्ड को मापा जा सकता है। दरसअल हार्ट का यह फील्ड सूचनाओं का महत्वपूर्ण वाहक है और दूसरे व्यक्ति के दिमाग तक सूचनाओं व भावनाओं को पहुंचा सकता है। जैसा कि आप पहले ही जान गए हैं कि आपके भाव किस तरह आपके स्वास्थ्य में अपना योगदान देते हैं।

अब आप यह भी समझ सकते हैं कि दूसरे लोगों के आपके प्रति रवैए के कारण भी आपके भाव कैसे प्रभावित हो सकते हैं? यहां आप समझ सकते हैं कि दूसरों की मदद करना आपके लिए किस तरह सहायक हो सकता है और आपको लंबे समय तक जीने में भी मददगार हो सकता है। पिछले दो दशकों में मेरी माइंड ट्रेनिंग के क्षेत्र में की गई रिसर्च तथा रोगियों व छात्रों से मिले फीडबैक के आधार पर मैं निष्कर्ष निकाल सकता हूं कि मनुष्य का मस्तिष्क बुनियादी रूप से एक-दूसरे की सहायता करने के लिए आपस में जुड़ा है। यह एक जन्मजात प्रवृत्ति है, हम सब इसके साथ ही जन्मे हैं। केवल कुछ ही मस्तिष्क ऐसे होते हैं जो असामाजिक तत्वों व वातावरण के संपर्क में आकर, इस संबंध से टूट जाते हैं और ऐसी गतिविधियों में लिप्त हो जाते हैं जो मानव जाति के लिए किसी भी तरह से स्वीकृत नहीं हो सकतीं। मैं अपने लेखन को

इस आशा के साथ समाप्त कर रहा हूं कि किसी दिन हमारी आपस में मुलाकात होगी या आप मुझसे संपर्क करेंगे ताकि हम एक-दूसरे की मदद से इस दुनिया को जीने के लिए एक बेहतर स्थान के रूप में बनाने के लिए आगे आ सकें। आप मुझे इस पते पर संपर्क कर सकते हैं:

ई-मेल: biswaroop@yahoo.com

मोबाइल- +91-9312286540

पता: इंडिया बुक ऑफ रिकॉर्ड्स

बी-121 दूसरा तल, ग्रीनफील्ड कालोनी,

फरीदाबाद, हरियाणा- 121010

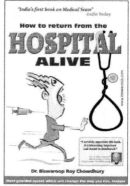
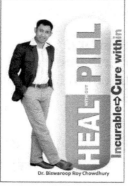
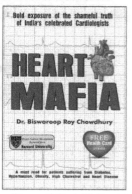
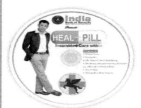
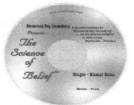
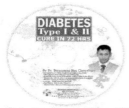
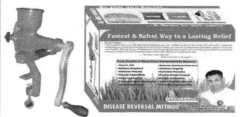
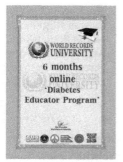

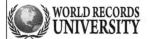

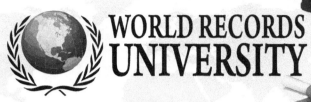

WORLD RECORDS UNIVERSITY

World Records University is an autonomous university formed by the conglomeration of National Record Books all across the globe. It has its registered office in UK and India (Faridabad, Haryana).

World Records University has launched an Honorary Doctorate in Nature Science and Medicine in India with content based on Cornell University USA and Mint Culinary School, Vietnam.

Honorary Doctorate in Nature Science and Medicine:

Eligibility Criteria:

World Records University Invites applications for Honorary Doctorate from health practitioners practicing in the following fields:

- Allopathy
- Ayurveda
- Naturopathy
- Homeopathy
- Acupressure
- Acupuncture
- Physiotherapy
- Yoga
- Psychoneurobics
- Chromotherapy
- Aromatherapy
- Magnet Therapy
- Reiki
- Neuro Linguistic Planning
- Osteopathy
- Pranic Healing
- Reflexology
- Siddha Medicine
- Qi

Steps to claim your Honorary Doctorate in Nature Science and Medicine:

Step 1: The applicant has to pass an online screening test(in Hindi, English, Vietnamese, Nepali) conducted by World Records University.

Step 2: You will be given an online study material.

Step 3: Submit doctorate application form (DAF) on the basis of your understanding of the study material (provided by World Records University).

Step 4: Write thesis on the basis of the format provided by World Records University.

Step 5: Submit your thesis.

Step 6: World Records University will authenticate the originality of your thesis and on acceptance by the panel of experts World Records University will confer you the Honorary Doctorate.

Step 7: Your thesis will be published in World Records University's annual publication.

For details contact us at www.worldrecordsuniversity.co.uk
E-mail: info@worldrecordsuniversity.com, Phone:+91-129-2510534, +91-9313378451

The Ultimate honor in alternative medicine...

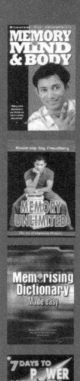
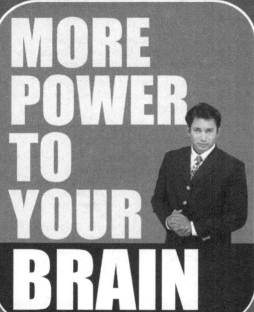

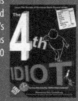

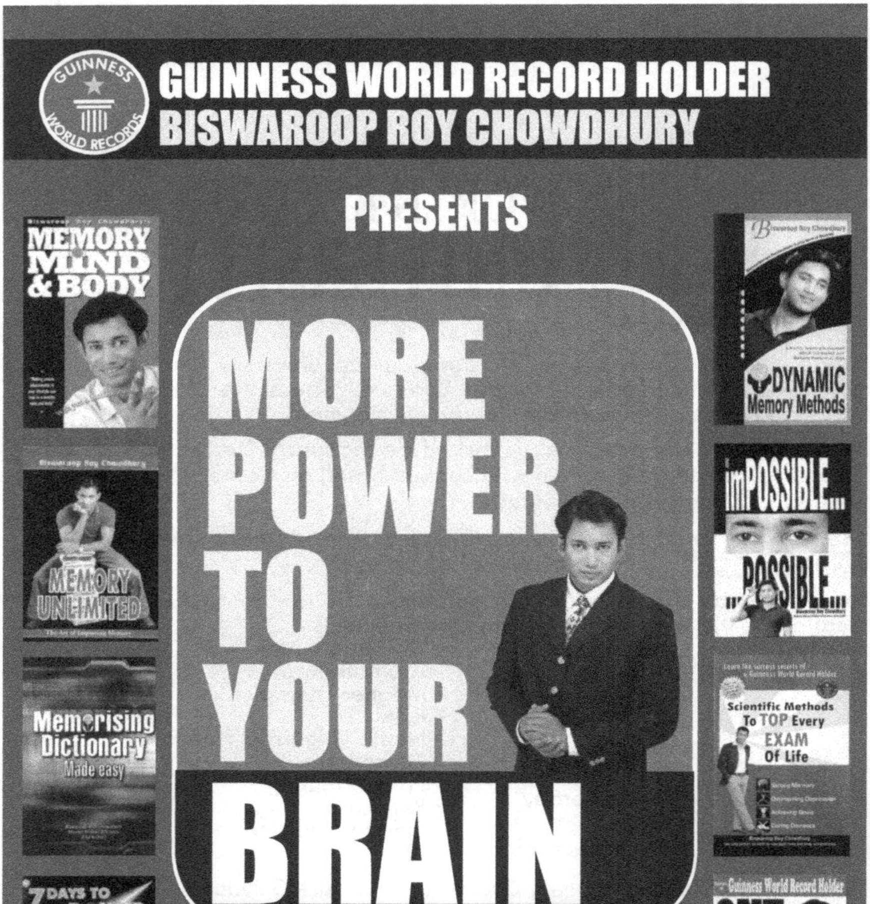

CPSIA information can be obtained
at www.ICGtesting.com
Printed in the USA
FSHW020950170921
84836FS

9 789351 656234